我们说要坚定中国特色社会主义道路自信、理论自信、制度自信，说到底是要坚定文化自信。文化自信是更基本、更深沉、更持久的力量。

习近平

二〇一六年五月十七日在哲学社会科学工作座谈会上的讲话

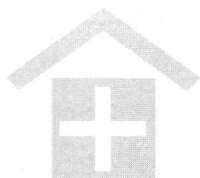

Leading Cultures of
Chinese Hospitals

# 中国医院领航文化脉动

徐建华　惠春 / 编著

山东人民出版社
国家一级出版社　全国百佳图书出版单位

## 领航文化系列丛书编纂委员会

# 序 一

## 共享领航文化　共建精神家园

　　随着吾国民众的生活水平的提升，人们不仅需要打造一个物资丰裕的美丽家园，更需要建设一个美好的精神家园。诚如习近平同志所讲，"文化是民族的血脉，是人民的精神家园"①。

　　如同没有经过煎熬的中草药，它的药效微乎其微，文化在它处于初始状态时亦然，它仅仅是一种比较宽泛的概念而已。如何从博大精深的中华民族优秀文化中，提取那些对社会起领航作用、疏通激活中华文化血脉的核心要素，让广大读者更加方便学习、容易理解、容易掌握和运用，滋养他们的心灵，使之变为自觉的行动？窃以为，这是吾国当今实施文化强国战略的一个非常值得探讨的问题。《中国医院领航文化脉动》一书，从文化领航的视角，探索中华民族血脉文化传承的新方式，我认为，它利国利民，有重要的社会价值；它还结合实际，在全国率先开展对中国医院领航文化脉动现象与规律的研究、尝试对岗位领航人的培训，展现出了这部作品接地气、扬正气、顺民心的品相。

　　吾人皆知，五千年来，中国历史上尽管有过多次的战乱分裂，但统一始终是主流；在吾国发展、复兴的进程中，尽管不能一帆风顺，但中华民族历史文化的

① 2012 年中国共产党第十六届六中全会决议。

1

血脉始终没有中断过，它始终是一种宝贵的财富，在全球也独具优势。确实，它承载着每个中华儿女的福祉，成为不可战胜的精神力量。习近平同志指出："文化自信是更基本、更深沉、更持久的力量。"① 正是这种力量，让中华民族生生不息、让当今的中国自立于世界民族之林，而且将永远立于不败之地！

反复浏览本书，笔者深切感到它的内涵与表现形式值得予以关注。第一，《中国医院领航文化脉动》一书，重点介绍了不同时期，具有时代特征的中华民族领航文化要素的基础知识，借以说明中华民族的历史文化长河是一个有机的整体，而且越来越丰富，它的精神力量古今中外无可比拟。从伏羲开创《易经》文化源头，到老子《道德经》学说；从孔子《论语》等主流学派的思想文化，到当代毛泽东思想文化、中国梦文化；从中华民族领航文化传续性、导向性、整合性、维持秩序的功能，演绎到白衣天使爱民为民模范事迹的选取，以及对他们的领航心路的剖析。本书梳理展示了部分历史性学术资料以及经典名言名句，让广大读者可以感悟到一脉相承的中华民族血脉文化，并使之在每一个人实际生活工作中发挥领航作用，为读者进一步深入学习、探索研究，提供了一条通向中华文化智慧宝藏的快捷通道。

第二，本书将中国医院领航文化概括为崇高的为民爱民文化、崇高的领导文化和崇高的教育文化，应该说，这是到目前为止一种比较完整的新描述。从某种意义上讲，它不仅符合中国传统文化的核心价值观、也符合毛泽东思想的核心文化，以及当下社会主义核心价值观的要求。它非常符合习近平提出的以人民为中心的治国理念、新思想、新方略。

第三，将中国医院优秀文化要素：诚信、创新、智慧、精细、系统五大元素，与广大领航人的科学管理思想相结合，所形成的"诚信管理、创新管理、智慧管理、精细管理、系统管理"的基元管理理论与方法，体现了一种系统思维、全要素思维的思想文化，从而将会防止、减少片面思维的出现，在更深层次上，形成文化自信的氛围，为提高决策质量，提高全员执行力、凝聚力、创造力，始终提

---

① 2016 年 5 月 17 日习近平同志在哲学社会科学工作座谈会上的讲话。

供一种领航文化的支撑。

　　第四，作为展现中国血脉文化的文普读物，《中国医院领航文化脉动》一书涉及的中华民族文化脉络特征、基本理念、观点，所引用的百家院训、千条古语、名言名句，以及白衣天使践行中华优秀文化的感人事迹与典型案例，可以说是易学易记、易懂易传、易用易普，富有哲理，是当今完善中国医院文化体系建设、实现社会主义核心价值观、为不同岗位领航人提供文化帮助的一部简明读本。

　　如果说建立一套完备的法律体系和科学的制度体系是治国兴邦、实现民族复兴的中国梦的基本保证，而滋养全民心灵的中华优秀文化，则是守住法律和制度底线的基石，是全体中华民族团结奋进、领航创新发展、发挥无限创造力的精神家园。希望《中国医院领航文化脉动》一书的出版发行，能够取得抛砖引玉的良好成效！

张文龙

上海市作家协会副主席

国家一级导演

2017 年 3 月于上海

# 序　二

---

## 文化领航　建设社会主义现代化医院

---

　　我的书桌案头最近放了一本即将出版的新书《中国医院领航文化脉动》。该书题目新颖，内容充实，我饶有兴趣地看完了全书，掩卷沉思，有不少感悟与体会，在此愿与广大读者分享：

　　1. 说起医院建设这个话题，医院院长们最关心的无疑是学科建设与人才建设，几位医院院长会面时，交流最多的内容不外乎"你最近添置了什么高精尖的设备？""你最近引进了多少高大上的人才？""你院申请了多少自然科学基金？"或者是"你院去年发表了多少 SCI 论文？"无疑，这些都是医院建设的重要方面和重要体现，但我必须指出，学科建设和人才建设是医院的硬实力。医院建设还有两个重要内容：即制度建设和文化建设，这是医院的软实力。我想强调的是对于一个现代化医院来说，这四个建设（学科、人才、制度和文化）是四根支柱、缺一不可，四者之间互补联动，相得益彰。我尤其要强调医院文化建设的重要性，众所周知，一个国家，一个民族的强盛，总是以文化兴盛为支撑的。一个现代化医院的可持续发展也必须以文化建设作为基石。本书的主题即医院的文化建设。

　　2. 文化建设不是一个口号，文化建设是有其深刻内涵的。文化建设也不是一蹴而就的，文化建设是有不同的层次和不同的发展阶段的，文化建设大致有四个层次：

（1）文化氛围（Cultural Atmosphere）。这是文化建设的第一层次，主要指院容院貌，以及医院职工的精神面貌。

（2）共同使命（Common Mission）。这是文化建设的第二层次，即指医院的领导和全体员工对医院的使命和社会责任形成共识，共同制订一些人人必须遵循的职业准则，许多医院的院训，即该医院的使命与准则。

（3）明晰愿景（Clear Vision）。这是文化建设的第三层次，这表明该医院领导及全体员工对于医院的奋斗目标和未来的规划有一个共同并明晰的愿景，并以此鼓舞人心，凝聚人心。

（4）核心价值观（Core Value）。这是文化建设的最高层次。正如习近平总书记在 2014 年 5 月 4 日北京大学师生座谈会上指出："人类社会发展的历史表明，对一个民族、一个国家来说，最持久、最深层的力量是全社会共同认可的核心价值观。核心价值观，承载着一个民族、一个国家的精神追求，体现着一个社会评判是非曲直的价值标准。"习近平总书记的这段有关核心价值观的论述十分深刻，有重要的指导意义。国无德不兴，人无德不立，同样，一个医院也必须依靠核心价值教育人、规划人、凝聚人和引领人，这是医院可持续发展的重要基石和无穷动力。本书的宗旨就是强调医院文化建设中的精髓——核心价值观。

3. 本书是由几位既具有医院管理经验又有现代管理科学知识的年青学者共同编撰的，我认为本书有三个特点：

（1）本书除了认为在医院建设中必须加强文化建设外，进一步提出医院建设必须由文化领航，对医院文化建设有其独创的见解，值得推崇；

（2）中国传统文化博大精深，世界文化深邃璀璨，学习和掌握其中的思想精华，对树立正确的核心价值观大有裨益，本书凝聚了这些中外的宝贵财富；

（3）本书在继承历史遗产的基础上，结合中国社会主义现代化建设的实际需求，进一步演绎了普遍认可的基元管理五个要素"诚信管理，创新管理，智慧管理，精细管理，系统管理"的新内涵，对现代化医院的建设有重要的参考价值；

（4）本书既有理论阐述，又有实际经验的归纳总结，具有较大的可读性。

当今全国上下正齐心协力为实施"健康中国 2030"的宏伟规划而努力奋斗。

习近平总书记在 2016 年 8 月 19 日召开的全国卫生与健康大会上指出，"没有全民健康就没有全面健康"，为实现中国两个一百年的宏伟目标和中华民族崛起，社会主义现代化医院建设不可或缺。愿本书为此添砖加瓦，竭尽绵薄。

王一飞教授

上海交通大学医学院顾问

原上海第二医科大学校长

2017 年 3 月

# 序　三

## 传承领航文化　引领医院发展

　　文化是医院的血脉，是医务工作者的精神家园。先进的医院文化是医院持续发展的精神支柱和动力源泉，是顶级医院最核心的内涵。医院文化渗透并影响着医院医疗、管理和人际关系等所有层面。不同的医院有不同的文化背景，这直接决定着各个医院有不同的管理理念，决定医院内在的凝聚力和外在的感召力，直接影响医院的可持续健康发展。一个医院要想建立品牌，走向辉煌，离不开优秀文化的领航。

　　《中国医院领航文化脉动》一书，从《周易》《道德经》《论语》《中庸》等巨著中汲取了中国优秀传统文化的精髓，领会了人民领袖毛泽东同志指导中国革命和建设的"为人民服务"的文化思想，融合了一批当代医院管理大师成功的文化实践，系统地梳理了中国医院领航文化的清晰脉动。两位作者中，徐建华先生是一位从临床一线成长起来的优秀医院管理者，有丰富的临床管理经验和医院文化实践；惠春先生是一位擅长经验总结、理论升华的知名学者，致力于医院管理人才领航计划的研究与推广。两位学者的思维碰撞，结出了医院领航文化的丰硕成果，为广大医院管理工作者打开了一扇学习、研究和实践医院领航文化的窗口，我拜读后也获益匪浅。

　　医疗活动和许多领域最大的不同在于我们的工作对象是活生生的人。美国医生特鲁多说过：有时去治愈，常常去帮助，总是去安慰。老百姓也都认同：上医医心，中医医人，下医医病。从这个意义上说，人文关怀才是救死扶伤的灵丹妙药。

医院文化作为一种新的管理理念，对于提高医疗服务质量与水平，促进医院的健康发展，具有重要的理论意义与现实意义。医院的管理者应当成为医院文领航文化的先导者，使医院从经营管理的方式、建设发展的构思、行为处事的规范，到学科发展的定位、人才培养的准则、工作原则的确立；从医院的宏观调控到科室的微观管理；从思想意识的引导到运行效果的评价，自始至终贯穿着建设医院领航文化的基本理念，实践医院领航文化的基本精神，为新时期的医院管理注入新的活力。

人才立院，科技兴院，文化强院。感谢两位作者的辛勤付出，愿《中国医院领航文化脉动》一书成为健康中国大潮中一朵美丽的浪花，滋润医者、患者和管理者的心田。

侯健全

中国医院协会文化建设委员会城市医院分会会长

苏州大学附属第一医院院长

2017 年 4 月 8 日

新中国成立以来，中国医院文化发展倍受关注。然而，关于医院文化的核心价值发源地、形成过程、核心内容、引领作用与实践情况的系统研究却甚少。《中国医院领航文化脉动》一书，从博大精深的中国优秀文化中，提取那些疏通激活、引领发展的领航文化要素，便于广大读者的学习和运用，滋润他们的心灵，以实现文化自信，共同建设白衣天使的精神家园。

中国医院文化的核心价值在于爱民治国、爱民治院、引领发展。"理之道，莫要于安民；安民之道，在于察其疾苦。"中国医院不仅承担着提供医疗、护理服务的神圣使命，而且是社会文明的重要窗口，其综合实力直接影响着人们的幸福指数和国家的形象。一般来讲，医院的综合实力主要由两部分构成，一是与物质条件相关的硬实力，二是与精神文化相关的软实力。新中国成立以来，中国医院的硬实力有了较大发展，而医院的软实力相对比较薄弱。医院的软实力，其重点是医院文化。可以说，经过长时间的努力，中国医院文化建设已经取得了长足进展，几乎每个医院都有自己的医院文化标准，包括医院院训、愿景、价值观、服务理念等。但就中国医院文化生态环境的总体来讲，对文化所具有的整合性、导向性、延续性以及维持秩序功能的自觉运用，尚未寻求到更加有效的路径，对从医院文化建设的根本上解决医院存在的瓶颈问题研究甚少。目前相当一部分医院的医院文化的发展，还处于一个比较宽泛而缺少系统的核心内容的初级阶段。

经济是血肉，文化是灵魂。笔者经过长期的研究与实践，认为尽管中国医院文化丰富多彩，但必然应当存在着一种起引领作用的医院脉络文化，它按照一定的规律和节奏，演奏着中国医院发展的壮歌，形成了有规律的中国医院文化脉动旋律。仔细探究这种文化脉动的基因与规律，会发现它不是一座孤岛，而是根植于中华民族五千年传统文化的生态沃土之中，孕育于医院长期积累的崇高文化之中，汇积于未来中华民族血脉文化长河之内，在医院发展的进程中起到对中华文明基因传承与引领的作用。这种文化脉动规律现象的核心内容，概括起来就是崇高的爱民为民文化、崇高的领导文化和崇高的教育文化，我们将这种文化形象地命名为中国医院领航文化。中华民族五千年传统文化的形成、传承与发展，随着社会的进步与需求，引领中华民族同步发展，是一项系统性的、起引领作用的文化工程，简称领航文化工程。为了具体落实医院领航文化，便于记忆、学习、传承，便于在实践中运用，笔者从这种血脉文化与文化脉动的规律中，归纳出五大基元文化要素，即诚信、创新、智慧、精细、系统。将这五大基元要素与管理科学结合，使之科学化，便形成了五大基元管理方法，即诚信管理、创新管理、智慧管理、精细管理、系统管理。

《黄帝内经》云："正气存内，邪不可干。"今天将医院领航文化与五大基元管理方法作为《中国医院领航文化脉动》一书的核心内容，目的在于通过中国医院领航文化建设，筑起思想领域扶正祛邪的防御体系，更加清晰地、可持续地为实现文化立院、科技强院、依法治院、为人民服务的共同目标提供文化支撑。

张家港中心医院在打造"医院领航文化实践示范基地"的过程中，编著出版《中国医院领航文化脉动》一书，目的在于结合医院实际，在吸取中华民族血脉文化、选择性地引入西方管理学理论的基础上，形成张家港中心医院领航文化建设的蓝图。而实施医院领航文化建设计划，实际上也是一项建立社会主义核心价值观（富强、民主、文明、和谐、自由、平等、公正、法治、爱国、敬业、诚信、友善）的战略工程，利国利民利院。其主要内容包括以下五个方面。

第一章：中国医院领航文化导论。主要包括医院领航文化概述、医院领航文化与五大基元管理方法及其应用。首先，重点介绍领航文化体系内容，论述"基元管理论"，即"诚信管理、创新管理、智慧管理、精细管理、系统管理"方法，其次，介绍以张家港医院为代表的中国医院领航文化实践。

第二章：中国传统文化与现代医院管理。重点介绍《周易》（《易经》）中的领航文化要素（天人合一、元亨利贞）；《道德经》中的领航文化要素（爱民治国、无为而治）；《论语》中的领航文化要素（仁义、礼智、忠信）；《中庸》中的领航文化要素（至诚、至圣、至善），以及这些要素在医院管理中的作用。

第三章：毛泽东思想中的领航文化要素：全心全意为人民服务。在向毛主席学管理的过程中，感悟中国医院管理之道。

第四章：中国医院领航文化引领白衣天使心路。主要介绍医院院长领航文化治院心路、人民医生行医心路、人民护士服务心路。

第五章：领航文化名言。

附录：中国医院白衣天使风采、中国梦领航工程之歌等。

编著出版本书有望在以下四个方面获得进展：

第一，从广义的医院文化中，抓住中国医院领航文化的要素，来构建一个医院全体员工共同的思想文化交流平台，创建一种想干事、能干事、干好事、干成事的文化环境。这样，有利于医院价值观与社会主义核心价值观的融合，净化医院文化生态环境，铲除滋生腐朽文化的土壤；有利于统一认识，产生符合人民利益需求的服务意识和正确言行；有利于树立"重积德而无不克"的理念，通过开展文化立院、科技强院、依法治院的系统管理，实现医院愿景，为国家和人民做出贡献。

第二，将医院文化聚焦到医院领航文化，即崇高的爱民为民文化、崇高的领导文化、崇高的教育文化三个方向，既包含具有中华民族五千年文化脉络的核心元素，又延续并继承了红色文化，有望成为医院长期发展的脉络文化即医院领航文化。

第三，围绕中国医院领航文化而倡导的五大基元管理方法，首先培养与引导人们具有多元思维的意识，防止单向思维的习惯出现，让医护人员通过了解五大基元管理，深入理解中华民族优秀文化智慧、毛泽东思想和中国梦文化的智库，让更多的人变得更加聪明、智慧，从而为实现个人的梦想和伟大复兴的中国梦，实事求是地寻找更加具体的方法。

第四，中国梦想汇聚万众力量。《中国医院领航文化脉动》一书，积极倡导通过医院领航文化建设，凝聚医院内部力量，便于与患者、与世界医院文化相通，为开展国际合作，建立起文化交流的渠道，使中国医院在走出国门、服务世界人民的医疗事业中发挥积极作用。同时，为医疗行业的作者、读者、指导者发表意见、发挥智慧提供平台，达到抛砖引玉的效果。

"泰山不拒细壤，故能成其高；江河不择细流，故能成其深。"今天，我们编著出版《中国医院领航文化脉动》一书，只不过是为百舸争流的医院小船扬帆前行提供一种优秀文化的基础。今后，我们将汇聚力量，共同完善、丰富其内容，凝练其精华，为实现中华民族伟大复兴的中国梦贡献力量！

徐建华　惠春

2015 年 10 月 1 日

# 目录

# 第一章　中国医院领航文化导论

## 第一节　中国医院领航文化概要

自新中国成立以来，中国医院在人才培养、科技发展和文化建设方面为国家做出了显著贡献。据不完全统计，截至 2015 年 9 月底，全国医疗卫生机构数达 99 万个，其中：医院 2.7 万个，基层医疗卫生机构 92.5 万个，专业公共卫生机构 3.5 万个，其他机构 0.3 万个，共有医护人员 600 多万人，成为国家直接面对老百姓的重要服务窗口。

但是，我们还应看到存在的若干问题，主要表现为医院体制与服务模式、医院文化建设还不能适应社会发展的需求，医疗服务的科学化、人性化及服务质量同一些发达国家相比还有不同程度的差距。无论是进步还是遗憾，可以说均与中国医院血脉文化即领航文化息息相关。如何管理好中国医院，管理好这一个特殊的人力资源群体，最终要靠中国共产党的英明领导，靠中国特色社会主义文化的引领。经济是血肉，文化是灵魂。现代管理学认为，管理有三种境界：第一是人管人，这是下策；第二是制度管人，这是中策；第三是文化管人，这是上策。因为大多数人具有从众心理，一旦文化成为大多数人的思想自觉和行为自觉，医院中的个人思想和行为就会以群体为参照，自我规范言行。因此，挖掘、倡导医院领航文化就显得更为重要。医院管理文化是制约医院健康发展的短板，如何强长板补短板，不仅是组织管理者的事，也是每一个医护人员的事，人人都要学会管理，在管理好团队的同时管理好自己。据有关文献资料检索结果，我国近 10 年来发表的有关医院管理与管理文化论文多达数千篇，多集中在体制改革、分配制度、学术研究等方面，而涉及医院领航文化的核心元素管理即诚信管理、创新管理、智慧管理、精细管理和系统管理，以及由此构成的医院基元管理文化系统工程的研究甚少。最近几年，美国、德国、西班牙学者对基元管理体系中的某一方面的管理元素的研究均有论文发表，但将之作为一种构建基元管理体系的论述的报道则甚少。

为此，开展对中华民族领航文化、医院基元管理方法的讨论，有助于医院按照国家要求进行医院文化建设。

## 一、领航文化的内涵

一般来讲，文化是一个非常广泛的概念，给它下一个严格和精确的定义是一件非常困难的事情。不少哲学家、社会学家、人类学家、历史学家和语言学家一直在努力，试图从各自学科的角度来界定文化的概念。然而，迄今为止仍没有获得一个公认的、令人满意的定义。笼统地说，文化是一种社会现象，是人们长期创造形成的产物，同时又是一种历史现象，是社会历史的积淀物。确切地说，文化是凝结在物质之中又游离于物质之外的、能够被传承的国家或民族的历史、地理、风土人情、传统习俗、生活方式、文学艺术、行为规范、思维方式、价值观念等，是获得普遍认可的人类之间进行交流的一种能够传承的意识形态。

简单地讲，文化是人类历史进程中物质与精神财富的综合，以其整合、导向、维持秩序和传续的功能及作用引领社会的发展与进步。审视世界文明的发展历史与当今的风云变幻，总结中华民族五千年发展进程中的进与退、兴与衰、强与弱的历史教训与经验，剖析出现生态严重失衡现象的原因，研究成功企业和成功人士的发展轨迹，追究高官落马的根源，这些均与其所奉行的文化及所处的发展水平息息相关。有人说文化是水，政治与经济是浮在水上的船；还有人说文化是灵魂，政治与经济是血肉。因此，中国共产党的十七大和十八大将文化强国列为强国发展战略。我国目前之所以能成为世界第二大经济体（再经过十多年的发展，完全有可能成为第一大经济体），与历史悠久的中华民族文化密不可分，当然这其中也包括儒学文化、宗教文化以及马克思主义、毛泽东思想、中国梦的文化等。虽然我们讲中华民族文化博大精深，但很少有人明确提出，在中华民族发展的历史长河中起主导作用的中华民族脉络文化是何种文化，始终不变的基本文化元素是什么。作者经过长时间的研究，可以得出这样的结论，中华民族领航文化即"崇高的爱民为民文化、崇高的领导文化与崇高的教育文化"。中华民族血脉文化即中华民族领航文化从创立到完善、传承至今，经历了几千年，形成了一项系统性的文化领航工程。

"领航工程"一词的英文表达有两种："Leading Project"或"Pilotage Project"。从自然科学的角度讲，领航是一种测定飞机位置，引导飞机沿预定航线飞行、准时到达指定地点的活动。今天我们将社会科学领域的领航工程"Pilotage Project"概念引入企业文化系统中，目的在于更加形象、含蓄、科学地理解与说明领航文化工程的内涵，挖掘其在弘扬中华民族文化，创建企业文化，实现中华民族伟大复兴中国梦中的作用。这里讲领航文化概念，目的在于使文化的取向性、引领性更加明确，文化的领航作用更强；注重用系统工程思想从事文化建设，像建大楼一样，既要进行系统顶层设计，又要精细到一砖一瓦，以造福子孙，影响千秋万代。领航文化工程还强调核心元素与方法作用，主要有五种：诚信管理、创新管理、智慧管理、精细管理、系统管理，简称五大基元管理方法，也形成了一种五大核心元素管理文化。这种文化引导我们要坚持在诚信管理的基石上创新管理，在系统管理条件下进行创新、智慧、精细管理。在重点进行智慧管理的同时，先要管理好自己，然后才能管理好团队。实施领航文化工程计划项目的宗旨是为企业注入领航文化，倡导为社会培养具有"诚信管理、创新管理、智慧管理、精细管理、系统管理"多元系统思维习惯与意识的高素质人才，以满足国家发展战略需求。这样才有可能避免个人在商海中被淘汰，避免企业"未老先衰"。领航文化工程是实现核心价值观的系统工程，利国利民，是实现伟大复兴的中国梦的重要企业文化平台之一。

医院领航文化是医院的血脉文化，即崇高的爱民为民文化、崇高的领导文化、崇高的教育文化。它不仅具有广义文化的功能与作用，而且具有明确的取向性。目前领航文化广泛存在于医院的实践中，但很少有专题对此进行论述。

这里仅做粗浅的探讨，期望起到抛砖引玉的效果。

崇高的爱民为民文化，是指一种为人民服务的意识形态。这是做好医疗工作的基本出发点和落脚点。4500 年前，黄帝就曾告诫，"通其变，使民不倦，神而化之，使之宜之"。黄帝时代的领袖人物的产生，所重视的不是血统，而是实际贡献。君民之间的关系，不是人民如何忠于君王，而是君王处处、时时、事事留心民意，以便"使民不倦，使民宜之"。马克思主义唯物史观认为，历史活动是人民群众的事业，人民是历史物质财富与精神财富的创造者，是历史过程的真正主体，是社会历史变革的真正力量。毛泽东提出："人民，只有人民，才是创造世界历史的动力。"① 进入社会主义建设时期，毛泽东高度重视群众工作，指出："人民群众有无限的创造力。他们可以组织起来，向一切可以发挥自己力量的地方和部门进军，向生产的广度和深度进军，替自己创造日益增多的福利事业。"② 习近平将爱民为民作为做好一切工作的出发点与立足点，他在《之江新语》中这样告诫干部：一切为民者则民向往之。

崇高的领导文化，简单地讲就是一种为人民服务的领导文化。领导无论职位高低都是人民的勤务员，所做的一切都是为人民服务。医院崇高的领导文化主要是指一种能够引导人们带头执行国家政策，带头执行各项规章制度，带头发挥执政为民服务、智慧创新的领航文化，树立既服务于老百姓又服务于本院职工的工作目标与工作作风。

崇高的教育文化，简单地讲就是，我们所做的一切均要向教育者和受教育者传递符合崇高的爱民为民文化要求的正向能量信息，不断提高为民为国为院为职工服务的综合素质。具体讲，将"立德、立法、立人、立能、立新"作为崇高教育文化的具体内容实施。

崇高的爱民为民文化、崇高的领导文化、崇高的教育文化，其功能和作用覆盖医院全部工作。

---

① 毛泽东：《毛泽东选集》第 3 卷，人民出版社 1991 年版，第 103 页。
② 毛泽东：《毛泽东选集》第 6 卷，人民出版社 1999 年版，第 457 页。

第一，整合性。医院领航文化的整合功能是指它对于协调医院群体成员的行动所发挥的作用。医院群体中不同的成员都是独特的行动者，他们基于自己的需要，根据对情景的判断和理解采取行动。医院领航文化是他们之间沟通的中介、思想的平台。如果能够共享医院领航文化，那么他们就能够有效地沟通，消除隔阂、促成合作。

第二，导向性。医院领航文化的导向功能是指其可以为人们的行动提供方向和可供选择的方式。通过共享文化，行动者可以知道自己的何种行为在对方看来是适宜的、可以引起积极回应的，并倾向于选择有效的行动，这就是医院领航文化对行为的导向作用。

第三，维持秩序。医院领航文化是人们以往共同生活经验的积累，人们通过比较和选择认为是合理并被普遍接受的东西。医院领航文化的形成和确立，意味着某种价值观和行为规范的被认可和被遵从，也意味着某种秩序的形成。而且只要这种医院领航文化在起作用，那么由这种领航文化所确立的社会秩序就会被维持下去，这就是文化维持社会秩序的功能。

第四，传续性。从世代的角度看，如果领航文化能向新的世代流传，即下一代也认同、共享上一代的文化，那么，医院领航文化就有了传承延续的功能。

医院领航文化与社会先进文化、社会主义核心价值体系是共融共通的，是与社会群体交流的共同思想平台，是与国家文化强国战略相一致的。

最近几年实施的医院领航文化计划获得了上海中华医学会临床医学工程分会、中国医学装备协会、中华医学协会、中国光华科技基金会、领航工程管理（香港）基金会、上海交通大学安泰经济管理学院、东华大学、国药控股等单位的实质性支持与推动。尤其是张家港中心医院及徐建华董事长，促进医院领航文化与五大基元管理方法及如德医疗文化融合，推动其在民营医院落地开花结果。医院作为服务人民健康事业的社会组织，率先倡导和发扬中华民族的领航文化、正确运用五大基元管理方法就更加具有务实价值。

## 二、基元管理文化内涵

基元管理是组织中为了实现预期的目标，以人为中心进行基本元素管理即"诚信管理、创新管理、智慧管理、精细管理、系统管理"的协调活动。基元管理文化则是通过这种基元管理使全体人员结合在一起的标准和行为方式。基元管理是中华民族五千年历史脉络文化元素的重要组成部分，基元管理文化代表组织和个人的目标、信念、哲学伦理及价值观，是管理精神中核心、本质的成分。基元管理根植于广义文化沃土之中，存在于管理科学之中，是医院管理文化的重要组成部分，被称为医院的基元管理文化。

根据有关文献，中国医院的基元管理文化与方法也可以分为相应的5级：1级基元管理为诚信管理，是基元管理和医院文化的基石。其核心内容是信念、信仰管理。强调建立崇高中国精神的文化与信仰体系；尊重建立崇高的宗教信仰、职业信仰体系；核心目标是为国为民服务的信念与信仰体系。诚信决定命运，诚信引领发展，诚信必将成为每个人的精神动力和为人之本，是实现梦想的基石。2级创新管理重点是文化创新，包括理念、目标、机制与方法、创新能力提升的基元管理。要求在1级基元管理原则条件下学会分析问题，转化结构性矛盾，寻找解决问题的新方法，使人们在困难时期不气馁，开辟一条实现理想的光明道路；顺利时期不骄傲，开创"强院、强民、强国"的新局面，创新领航发展。3级智慧管理是一种用个人智慧和集体智慧开展边界区域的管理，解决事物系统中的矛盾，对事物能迅速、灵活、正确地辨析、理解、判断，并能寻找到解决问题思路的一种科学方法。智慧管理的核心在于具有勤学求道、求新、求实、求是、求势、求师的意识；通过智慧管理人包括管理自己的思想、诚信，管理人的言行，管理发展中的平衡系统，研究矛盾的转化方法；吸取历史文化中的宝贵精神财富，提高领导力与领导艺术，实现中国医院和团队的平衡发展、可持续发展。4级精细管理，强调操作流程的科学管理，包括法治制度、操作流程、服务规范、治病防病、科学研究流程等。细节决定成败，要求做事精益求精，做正确事，做自己能做的事，将事情做得最优秀。

长远布棋有道，眼前走棋正确。精细管理文化是防止出现盲目导向、低效决策、错误决定、矛盾激化的软实力。相信今天的精细管理将会为明天的事业成功带来意想不到的发展机遇。5 级系统管理倡导客观地、全面地、整体地、长远地对事物的发展过程进行深入思考，设计调控方案，使得其系统更加有序，形成良性循环，防止无序状态产生，引导向正确的方向发展。总之 5 级基元管理是一种由基元管理文化构成的科学管理方法与管理文化。

### 三、基元管理文化的功能

一般来讲，文化是人类在历史发展过程中所创造的物质财富与精神财富的总和，特指社会意识形态，具有整合、导向、维持秩序和传续的功能及作用。作为领航文化的核心，基元管理文化的功能从广义来讲同一般意义上的文化一样。同时它还具有独特的五大功能：第一，方向性强，兼容性大。基元管理文化是一种完全服务于人民医疗的文化，这是不同崇高信仰团体与不同崇高信仰个人的共同心愿，是能够将员工统摄到中国红旗下和谐相处、共谋发展的基础。第二，五位一体，纲目明晰。便于形成管理者包括管理自己的完整思维方式，便于形成实现中国梦的自觉行动、科学的思想方法。第三，普遍性。无论是在自然科学还是在社会科学体系中，都能够从历史案例中感受到基元管理领航文化的魅力，对提高领导力与领导艺术、培养具有基元管理素质的人才将会产生深远的影响。第四，延续性强。基元管理领航文化显示了大文化中的核心元素、纽带标志，传承性强。第五，具体明确的培养高素质人才的标准体系原则。

### 四、基元管理文化的价值与应用

中国清代学者陈澹然讲："不谋万世者，不足谋一时；不谋全局者，不足谋一域。"想做好一件事情，就得方方面面都考虑到；想做好具体一个方面，就得从全局出发。创立中国医院中的基元管理文化，符合国家发展战略要求。一定的文化（当作观念和形态的文化）是一定经济与政治的反映，又作用于一定社会的政治和经济。因此，中国共产党第十八次代表大会号召一定要扎实推进社会主义文化强国建设，一定要坚持社会主义先进文化前进方向，树立高度的文化自觉和文化自信，向着建设社会主义文化强国宏伟目标阔步前进。按照马克思主义人的需要理论，人一旦解决了基本生存问题之后，必然会提出更高层次的需求。在我国，这一理论即浓缩于中国特色社会主义文化与核心价值体系，引领社会向着精神文明和物质文明社会发展。中国的医院，除了为人民提供健康医疗保障以外，还集中了创造先进文化知识群体，肩负着不可分割的三大历史使命：第一，培养具有"诚信管理、创新管理、智慧管理、精细管理、系统管理"文化素质的人才；第二，在生命科学领域创造服务于国家和促进世界文明的科学研究成果；第三，继承和创造引领社会发展的先进文化，尤其是管理文化。在医院倡导基元管理文化有利于保证上述三大使命的实现。

基元管理是医院领航文化工程的核心元素和重要组成部分。倡导基元管理文化，就抓住了医院文化的主要矛盾，有利于建立长效发展、科学发展、低耗发展的机制与管理文化；有利于发挥其产生正能量、抵消负能量、修补道德屏障的突出功能。

基元管理是法律与制度的载体文化元素。文化、法律和制度是维持与推进社会良性运行的上层建筑的重要组成部分。法律和制度既根植于意识形态管理文化之中，又是管理社会、维持人们实现社会发展梦想的底线，在底线与中华民族梦想之间存在着一种更加神奇的软实力，那就是引领社会发展的中华民族血脉文化。而中国医院的基元管理文化则是这种领航文化的基本元素。医务工作者在这种高层文化的氛围中具有发挥主观能动性的空间，时刻知道自己的行为准则，明确自己的行动方向，凝聚人心与力量，自觉地走在一切为人民大众谋利益的正确轨道上。

建立基元管理文化氛围，如同中医治病所起到的以防为主、标本兼治的作用，消除在管理方面出现的影响医院健康发展的顽疾。这些顽疾主要有如下表现：有的不重视诚信管理与诚信管理文化，浮夸风现象明显；有的机械地运用生产企业绩效量化考核方法，对医务工作者进行过度量化考核，不但没有创新反而弱化了诚信管理文化的功能，从而引发经济浪费、人力资源浪费现象十分严重；有的轻视系统管理，忽视物质动力和精神动力的平衡驱动作用，忽视医护人员文化与生活质量的提高，缺少对基元管理领航文化的理解与思考；等等。诸如此类，都不符合基元管理领航文化的要求，在某种意义上限制了中国医院的健康发展。

基元管理领航文化管理要素，不仅朗朗上口、易记易用、含义深刻、效应明显，而且无论男女老少、职位高低、知识深浅，均学得懂用得上，适用于具有中国梦想的任何个人和组织。医院领航文化工程与基元管理领航文化系统将随着社会的进步，不断富有新的内涵，这正是中国医院基元管理领航文化的生命力所在。

## 第二节　五大基元管理方法

### 一、引言

一般来讲，管理是按照一定的意识、规则，理顺事物发展过程中的方向，促进矛盾转化，择优发展路径，达到事物健康发展目的的科学方法。管理的主体是人，其最高境界是科学地服务于人民和社会。管理的基本元素组成部分中有诚信管理、创新管理、智慧管理、精细管理、系统管理，简称为基元管理（Motif Management）。而阐述基元管理内涵、外延、基元效应及基元链及其辩证关系的理论称为基元管理论。基元管理应用范畴非常广泛，从政治、经济、军事、教育、文化，到日常生活、社会细胞家庭管理，从上层建筑领域到经济基础，从生产力到生产关系，从政治思想工作到法纪工作，从地方政府到中央国家机关，从自然人到各种组织群体，从历史进程到当今社会与未来社会发展，从生命的诞生到健康百年的全过程，无不涉及基元管理。就基元管理中的一项管理及应用来看，古今中外案例不胜枚举。然而，就基元管理研究及综合应用来讲，目前主要存在两方面问题：第一，不是所有成功者都具有基元管理的意识与自觉行动，尤其在当今具有中国特色的市场经济体制条件下，忽视基元管理平衡发展的现象所引起的负面效应，已经损伤到了局部支撑人体生命的物质与精神动力源，在一定程度上限制了宏观经济和社会的健康发展；第二，作为一种先进理念、教育模式、知识，对基元管理全面了解的人所占比例甚少，其原因是很少有人从整体上进行总结与分析研究，并坚持理性的学习应用。为此，笔者从 2011 年 12 月开始按照基元管理的理念与要求，已经实施了三期医学工程领航计划，为上海各大医院公益性地培养了多名医院及医疗产业的中青年干部，收到了一定效果，取得了初步经验。为进一步践行基元管理论，培养具有诚信管理、创新管理、智慧管理、精细管理、系统管理以及多重思维意识和习惯的高素质人才，有必要对基元管理问题进行详细论述。

### 二、基元管理分类、内涵、基元效应与基元管理链

按照事物由低级到高级发展的规律，基元管理有 1～5 级。每级基元管理都会形成连续的基元管理链，会产生基元效应，贯穿事物发展的全过程。

#### 1. 1 级基元管理

1 级基元管理为诚信管理，是 5 级基元管理的基石。诚信这一范畴是由"诚""信"两个概念构成的。诚，指真诚、诚实，实事求是；信，指信任、信用、守信、信念、信誉、信心、信仰。人类社会中人应该具有的基本精神品质是仁爱厚德、勤学求道、平等正义、为民贡献。由此构成人们最原有的第一核心价值观，并以此作为自己言行的准则和为此做出不懈努力的目标，这就是一种崇高信仰，也是不同类别崇高信仰共存发展的交集之处。美国麦克·哈特撰写的《影响人类历史进程的 100 名人排行榜》一书中的历史人物，在前 20 名中为创建、实践崇高信仰做出贡献的人物，占有相当的比例。其中，第 4 位是孔子，中国古代伟大的哲学家、思想家，创立了儒家学说体系。他的学说体现出中国人讲究实际的气质，影响中国人长达两千多年。第 7 位为释迦牟尼，印度佛教的创始人，觉悟而成佛，以"苦集灭道"四命倡导修行。其小乘教派传至东南亚一带，大乘佛派北传至中国和日本。第 20 位是毛泽东，以毛泽

东为代表的领导集体创立了毛泽东思想，建立了中国人自己的价值观体系，并指引中华民族获得解放，成为世界历史进程中影响极大的崇高信仰之一。崇高信仰本共生，中华大地自有道。1级基元管理就是科学地、持久地将崇高信仰的精髓与当今实际相结合，引导人们将诚信做人做事变成一种自觉的行动，这是基元管理的根本。一个没有或者淡化了崇高信仰的人和社会，如同人体生命的免疫和精神系统受到损伤，会是非不清，争论无则，正气难扶，邪气难祛，事物发展的生命力将会受到严重影响。

### 2. 2级基元管理

2级基元管理是指事物发展过程中的创新管理。其基本特征是具有创新的理念、目标、机制与方法，以此进行基元管理。创新是以新思维、新发明和新描述为特征的一种概念化过程。创新起源于拉丁语，它原意有三层含义，第一，更新；第二，创造新的东西；第三，改变。创新是人类特有的认识能力和实践能力，是人类主观能动性的高级表现形式，是推动民族进步和社会发展的不竭动力。2级基元管理可以分为结构性创新管理和非结构性创新管理。创新管理在1级基元管理过程中所取得的成果，无论大小均以产生经济效益和社会效益为最终检验标准。社会的变革、三次工业革命的发生、科学发现与技术发明、家庭和谐等都是源自创新管理的意识建立与实施。加强基元创新管理，可以使人们在困难时期开辟一条到达理想的光明道路，在顺利时期更加强盛。

### 3. 3级基元管理

3级基元管理即智慧管理。智慧意指对事物能认识、辨析、判断处理和发明创造的能力。智慧管理就是一种用个人智慧和集体智慧进行基元管理事物系统，解决事物系统中的矛盾，对事物能迅速、灵活、正确地理解，正确地判断和解决问题的一种科学方法。智慧管理不仅体现在战略上对诚信的管理，而且要通过战术上以智慧管理的方式去实现。智慧管理的上策奉行"攻城为下攻心为上"，它来自社会的实践，服务于实践，是通过管理人的思想、诚信，管理人的言行，得人心而得天下。

### 4．4 级基元管理

4 级基元管理是指分层次进行的精细管理。精，意指精益求精，做正确事，做自己能做的事，将事情做到最优秀，为此还必须管理好每个关键节点的细节，不能粗枝大叶。古人云"细节决定成败"，其含义就在于此。老子在《道德经》中讲道，"治大国若烹小鲜，做大事必重细节。天下难事，必作于易；天下大事，必作于细"。毛泽东提出的"在战略上要藐视敌人，在战术上要重视敌人"思想，就是要求人们在宏观战略方向上、总体目标上做正确抉择，以一当十；在微观战术及阶段性目标上要精细管理，认真对待，以十当一。今天的精细管理会为明天的事业成功带来预想不到的发展机遇。

### 5．5 级基元管理

5 级基元管理即系统管理。系统意指相同或相类似的事物按照一定的秩序和内部联系组合而成的整体。能够客观地、全面地、整体地、长远地对事物的发展过程进行科学调控，使其系统更加有序，形成良性循环，防止无序状态产生，向正确的方向发展的方法为系统的基元管理。早在遥远的古代，人们就试图用整体性的眼光解释世界，从事物的相互关联中认识世界，由此诞生了古代的中医系统思想。中国传统中的"天人合一"观念、"阴阳五行"的宇宙模式等，就是当时对人们健康进行朴素的系统管理的应用典范。随着社会的进步，为揭示事物的真实面貌，奥地利生物学家贝塔朗菲创立系统管理论。此后，系统管理或者说系统论显示出了巨大的学术影响。在管理学界，随着社会的发展，工商企业越来越庞大，组织结构越来越复杂，管理所面临的外部环境也越来越多样化。经理们渴望能有一种思想，指引自己的眼界再开阔一些，思路再宏观一些，克服管理中只见局部不见整体的局限。20 世纪 60 年代，美国的保险业最先提出健康管理的概念，医生采用健康评价的手段来指导病人进行自我保健，降低了医疗费用，为保险公司控制了风险，为健康管理事业的发展奠定了基础。20 世纪 90 年代，企业决策层意识到员工的健康直接关系到企业的效益及发展，这种觉悟使健康管理第一次被当成一项真正的医疗保健消费战略。今日，健康管理在西方国家已经异常发达。健康管理公司的出现，使得健康保险公司的直接医疗开支降低了30%。历史上最著名的《孙子兵法》、马克思的《资本论》、毛泽东的《矛盾论》和《实践论》等著作，实际上也是充满基元系统管理要素的最有影响力的著作。

### 6. 基元管理效应与基元管理链

基元管理效应是指管理过程中由1~5级基元管理共同作用所产生的最佳效应，同时在事物发展过程中会形成一个基元管理链，最终形成不同层次的基元管理系统。系统管理中包括其他4级基元管理，其最大效能均要在系统管理的背景下获得释放。政治、经济、教育、军事等领域的事物千差万别，千姿百态，但每种事物只要有健康完整的共同基元管理链，链与链有机对接，就会形成良性循环的事物整体，调控将会更加有效。1级基元诚信管理是其他基元管理的基石，一旦系统管理中淡化或失去了1级基元管理，则其他4级基元管理就失去了灵魂，事物系统中的有序性将会逐渐变成无序状态，甚至难以调控。2级基元创新管理是5级基元系统管理具有强大生命力的关键所在，没有一种积极的创新管理，系统管理就会落后于社会的进步，就会处于被动地位。3级基元智慧管理是提高系统管理效能，促进事物矛盾转化，将不利因素转化为有利因素，从而获得大发展、平衡发展、可持续发展的源泉。4级基元精细管理是在不同社会层次、机构层次、不同人群层次、不同事物内部层次上实现基元管理成效的金钥匙。总之，基元管理是一种一体化的基元管理链构成的科学管理，任何时候如果其中一项基元管理链出现损失或者断裂，将会限制事物整体的健康发展。

### 三、基元管理目标与任务

归纳起来，基元管理将在人们取得成功的6个基本因素与方向上起到作用：先进的理念、崇高的信仰、明确的目标、科学的方法、持之以恒的精神、乐在其中的态度。也就是说，只有在事物发展的全过程中进行有效的基元管理，事物才有可能取得顺利发展。

### 1. 先进的理念与崇高的信仰

先进理念是引领社会进步的精神动力和源泉，崇高信仰是言行的准则基础。人不能没有信仰，信自己正确的理念、信念，也可以说是一种自我信仰。回顾中外发展史，凡是重视在此方面的基元管理，事物就会顺利发展，反之，事物发展总会困难重重。耶稣认为，"世界的基础是信仰、知识和慈善。信仰是人和上帝连接的最直接的纽带；慈善是人和人之间相互扶持的纽带；知识是人类走向纵向和横向的无限空间，取得真理的纽带"。没有这些纽带，世界将失去平衡而瓦解。中国盛唐时期，《西游记》中的唐玄奘取经成功靠什么？毫无武功的一介书生，却强有力地领导着一个武功高强的团队，首先靠崇高的信仰、信念、信心来管理团队，靠高超的智慧管理，以及所做事物本身的社会价值，得到如来等高智慧者的帮助。正是在崇高信仰的引领下，卡尔·马克思写下了不朽巨著《资本论》，建立了共产主义学说，推动了世界共产主义运动。20 世纪 40 年代，毛泽东与党内其他领导成员一起，将马克思主义与中国实际相结合，信仰马克思主义，树立为人民服务的理念，取得中国独立，民族解放、富强，也是一种基元管理的宝贵精神财富。制定"三大纪律八项注意"，将土地分给农民，反贪污反腐败，建立新中国等等，就是对人民军队和中国社会进行基元管理的具体体现。

在当今物质生活越来越丰富的环境下，面对金钱的诱惑，倡导崇高的信仰、信念等精神动力，就更加显示出了其固有的科学价值与意义，在金融业、学术与教育、药品与食品业、执政执法等领域，就更需要基元管理。君子爱财，取之有道。"内不欺己，外不欺人。""言必信，行必果。"穷则思变，不受施舍，立志崛起；富则致远，不贪得无厌，勤学求道，厚德发展。

### 2. 明确的目标、科学的方法与持之以恒的精神、乐在其中的态度

先秦两汉时期，中国医学产生了最具有影响力的三本巨著：基础医学《黄帝内经》、临床医学《伤寒杂病论》和药学《神农本草》。这三本巨著促进了生命科学发展，强盛了中华民族，它们不仅是系统管理的典范，而且是其他基元管理的结晶。古代中国四大发明震惊世界，但在随后的应用方面却落后于

西方国家。其中一个重要的原因是中国在上千年前技术发明的终极目标不明确，在技术推广应用方面忽视了基元管理，尤其是智慧管理。基元管理是以掌握具有应用价值的科学知识和管理知识为基础的管理。所以，无论是管理个人，还是一个领导集体的管理，首先应具有理论与实际相结合的意识以及明确的学习应用能力。

**3. 自然人的基元管理**

自然人是构成家庭社会细胞、自然集体、法人团体的基本分子单元，也是生产力与生产关系的最活跃的因素。对自然人生命进行全程的基元管理，就显得更为重要。要管理好别人或团队，首先要学会管理好自己，同时在基元管理动态过程中，根据不同时期的阶段性目标，灵活运用不同级数的基元管理。要使得具有不同经济基础的人能够保持精神财富上达到共同富裕的程度，按照基元管理管理好教育理念、模式、制度是非常必要的。首先个人基元管理要从儿童做起，培养儿童第一核心价值观的雏形，主要是培养包括责任感、孝敬父母、勤学、助人、敢做主等理念，培养包括遵循生物钟规律、听懂话、会讲话、爱讲话、讲对话的习惯，以及良好的生活习惯等；少年时期重点是按照基元管理原则要求，安排学习计划，培养学习与初步的应用能力，会做人、会做事；青年时期学会敢于负责，提高创新与应用能力，以及为社会创造精神财富与物质财富的意识与能力；中年时期立足于用基元管理自己、管理团队，做有价值的事、做适合自己的事、做大事；老年时期学会用基元管理管理好自己的健康。

**4. 社会细胞家庭的基元管理**

对家庭细胞进行基元管理，主要从理念、礼仪、家庭和睦相处、后代的教育培养方面，解决 1 级基元管理应用、提高全体成员的素质、促进家族先进文化的形成、建立学习型家庭的机制等问题。政府也要重视和学会、指导用基元管理，保持家庭细胞的稳定、生机有序、和谐幸福。

**5. 团队的基元管理**

团队基元管理目标主要是提高领导力、凝聚力、集体创造力和对社会的贡献能力。其核心是解决好 1 级基元管理问题和经济上的合理分配、资源合理配置问题。实际操作中要勤学求道，戒骄戒躁，诚信做人，智慧做事，教育为上，崇尚为民，纪律严明，法治公正。

1～5 级基元管理、基元效应、基元管理链的形成及应用也需要基元管理。首先将这种看似简单的基元管理，形成全民的意识与行动，变成一种文化和新思维方法，纳入教育制度与模式，勤学求道，实践发展；围绕基元管理需求设计学习与实践内容；建立基元管理的标准体系，有明确的目标与要求，由此使个人、家庭、团队和社会始终处于一个有序、健康、可持续发展、和谐发展的生机勃勃状态。

## 第三节　以张家港中心医院为代表的领航文化实践

张家港中心医院领航文化是指医院在长期发展过程中形成的医院脉络文化，以其整合性、导向性、延续性和维持秩序的功能，引领医院发展的核心文化。主要包括崇高的爱民为民文化、崇高的领导文化、崇高的教育文化。具体表现为五大基元管理领航文化与方法，即诚信管理、创新管理、智慧管理、精细管理、系统管理。这种脉络文化扎根于中华民族历史文化脉络之中，孕育于医院发展历史所积淀的医院文化。历经 10 年的发展，医院文化建设从宽泛的文化建设，进入了以医院领航文化为抓手的新的发展期，文化内涵不断丰富，进一步表述、明晰医院文化建设的蓝图，制定医院领航文化发展方略，对实现医院愿景品牌战略、实现医院的梦想和中国梦均具有重要的现实意义和深远的战略意义。

预则立，不预则废。新拟定的《张家港中心医院领航文化工程建设方略（2014 草案）》共包括三大部分：第一，如德品牌、医院愿景、价值观、宗旨、院训、服务理念；第二，医院核心文化的历史积累与沉淀；第三，新时期医院领航文化工程的发展方略。

## 一、如德品牌、医院愿景、价值观、宗旨、院训、服务理念

1. 医院品牌"如德医疗",倡导重积德而无不克、文化兴院、科技强院、依法治院的如德医疗的品牌文化与发展战略。

2. 医院的愿景是成为张家港人民最放心的医院。

3. 医院的价值观是在认同社会主义核心价值观的基础上,以服务于患者利益和维护健康为核心价值观。

4. 医院的宗旨是致力于承担社会义务,致力于与员工共同成长。

5. 医院的院训:质量是生命,服务是效益,精益求精,一丝不苟。

6. 服务理念是提供优质、高效、经济的医疗服务。

## 二、医院核心文化的历史积累与沉淀

1. 医院文化需要在不断的实践中彰显,更需要有领导意识加以保障。张家港中心医院是一所历史悠久的综合性医院,转制 10 年来,融合了公立医院和民营医院的优秀文化,传统经营观念和新型管理理念的综合交替,让张家港中心医院在探索中前行,在挫折中发展,在发展中壮大。作为一家以维护患者利益和健康为核心价值观的医疗机构,张家港中心医院形成了由各级医疗技术人才以及管理人才组成的精英团队,其组织模式和管理理念所演绎出的成功故事均与医院领航文化及五大基元管理方法相关,给现代医院管理者提供了重要的启示。

2. 医院管理文化源自先进的管理理念和协调稳定的管理体系。从本质上讲,医院管理文化影响并决定着医院核心竞争力的形成。在跨越式发展阶段,引领了张家港中心医院一系列的文化创新。张家港中心医院的愿景、使命、宗旨和院训等医院文化组成元素就像一个个盾牌标志,代表了张家港中心医院的核心价值观,而所有的医院文化即通过临床诊疗、医学教育和健康管理等系统管理服务形式,体现在优质服务的每一个细节,这也是医院得以发展的重要基础。张家港中心医院的院训是"质量是生命,服务是效益,精益求精,一丝不苟",这充分体现了医院严谨的文化追求。在这里,医院管理者追求的是

"致力于承担社会义务，致力于与员工共同成长"的医院宗旨，员工们秉持的是"终身学习，永远先发现别人的长处"的工作态度，医学专家们信奉的是"通力协作，生命第一"的工作理念，不论何时，只要患者需要，来自中心医院各个领域的医生都会自动自发地组成专家团队，综合其医疗技术和临床经验，解决患者在治疗过程中遇到的种种问题。10 年的探索发展和励精图治，张家港中心医院用坚实的脚步实现着共同的人文追求和医院愿景："成为张家港人民最放心的医院"；为张家港人民提供优质、高效、经济的医疗服务。

3. 医院文化彰显了医院领航文化的引领作用，奠定了医院在今天坚实的发展基础。张家港中心医院于 2006 年 4 月 18 日与苏州大学附属医院成功签约，5 月 8 日就正式挂牌苏州大学附属第一医院张家港分院。同年 7 月 8 日，成立南京爱可私人医生会所张家港 101 会所。同年 10 月 23 日，由张家港市医药卫生学会主办、张家港中心医院承办的英国医学外科学术报告会在中心医院隆重举行。

4. 医院文化彰显在医院的重要历史进程中。2008 年，苏州地区唯一一家由国家卫生部指定的乳腺肿瘤早诊早治项目基地医院、张家港市妇女联合会乳腺疾病健康教育基地、张家港市乳腺疾病防治中心成立。

2008 年 9 月，600 平方米的专业体检中心建成并投入使用，成为张家港地区最大最专业的体检中心之一，并成为江苏沙钢集团有限公司、江苏海陆科技股份有限公司、江苏国泰国际集团等大型企业的体检基地。

2007~2010 年，张家港中心医院全程赞助并参与市委宣传部主办的"真心英雄""红色征途"评选活动，并荣获评选活动"真心英雄"年度公益企业奖。

2011 年 5 月 16 日，张家港中心医院成功与 MSH CHINA（上海万欣和企业服务有限公司）签约，成为张家港地区唯一一家全球直接付费网络医院。

2012 年 1 月 5 日，张家港中心医院与美国友邦保险公司签约，成为张家港地区保险客户唯一体检机构。

2012 年 11 月 18 日，张家港中心医院综合大楼奠基仪式隆重举行，并于2013 年 10 月份获张家港市卫生局正式批准创建"二级综合性医院"，标志着医院进入新的发展阶段。在不断的实践中，张家港中心医院在发展中寻求着突破，在突破中寻找着适合自己的里程碑式的新跨越。

2014 年 4 月 18 日，张家港中心医院举行了第一期如德医疗领航工程计划项目启动会（如图 1.1 和图 1.2），启动了与国慧领航工程管理（香港）基金

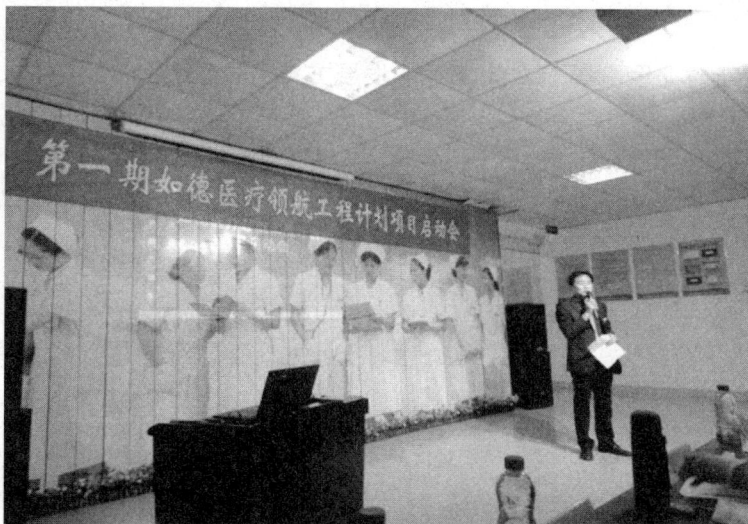

图 1.1　第一期如德医疗领航工程计划项目启动会一角

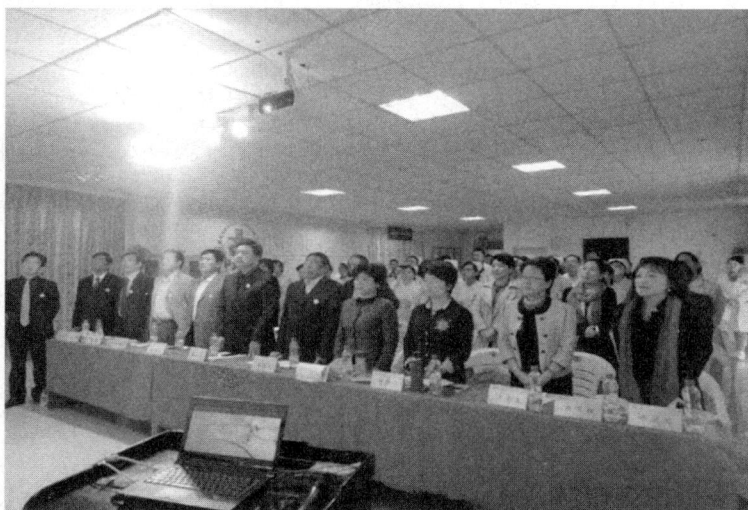

图 1.2　百名与会人员全体起立唱《中国梦领航工程之歌》

会合作建立的"医院领航文化实践基地"项目、与上海市普陀区人民医院合作的"于井子护理小组共建示范基地"项目。如德医疗领航文化计划项目正式启动，在全国率先拉开了医院领航文化建设的序幕，标志着医院文化由原来宽泛式发展进入以医院领航文化和五大基元管理方法为抓手的新常态阶段。

### 三、新时期医院领航文化工程的发展方略

总结张家港中心医院的发展历史，我们深深地体会到"经济是血肉，文化是灵魂"。面对新时期的机遇与挑战，以人为本的医院领航文化建设与五大基元管理方法将成为一项长期的战略任务被列入医院发展的议事日程，形成一种文化兴院、科技强院、依法治院的新机制，从而实现最高境界的管理，彰显医院的文化魅力。医院领航文化就是以社会主义价值观为核心的思想行为规范，主要内容包括医院的愿景规划、使命、核心价值观、行为典范化、制度规范化、精神境界化等，将在医院文化建设与发展方面起到领航作用。医院领航文化的要点是崇高的爱民为民文化、崇高的领导文化、崇高的教育文化，以及实现这些文化目标的五大基元管理方法。而这些文化需要有自身的优势和文化渊源去不断孕育，在实际工作中点点滴滴充分体现。

第一，建立医院崇高的爱民为民文化。

1. 始终以不懈的努力实现"天下无病"的美好梦想，努力创造以爱民为民文化为核心的医院领航文化。从医院文化建设到制度建设、从医院服务文化到提高医疗技术水平，均以尽可能让老百姓满意为最终目标。通过全面开展"八心"服务，提高医院为人民服务的质量。

2. 在发展的道路上继续实现使命展现风采，开展爱心公益之旅活动。发扬人道主义精神，全力承担社会责任。在发展学科建设的同时，走出一条公益性的爱心之路。为品学兼优的贫困学子实施准分子激光手术；定期为敬老院老人进行免费体检；坚持与市妇联共同举办"粉红丝带，舞动港城"大型公益女性肿瘤健康普查工程活动；组织精英团队到全市各乡镇以及社区进行爱心义诊；坚持在教师节、妇女节、儿童节、爱眼日、结核病宣传周等节日期间，对

周边地区的相应对象进行免费体检和健康科普宣教；继续参与"温暖中国关爱贫困肿瘤患者援助大行动"，开展为癌症患者减免超声刀手术的治疗、把爱心与责任送到灾区人民身边等活动。

3. 本着"用爱心经营，用服务沟通，用健康回答，以维护居民健康为己任"的原则，打造医疗机构的经营理念，以实际行动与港城人民一起，为共同缔造健康张家港而努力。坚持以科学发展为统揽，以改革为动力，以管理为主线，正确处理内涵建设与外延发展、基础质量与技术创新、社会效益与经济效益的关系，将工作重心由硬实力建设向领航文化软实力建设转变，从常规工作向品牌塑造推进，不断积累财力、物力、技术、管理和文化的综合实力，提高医院的核心竞争力。

第二，建立医院崇高的领导文化。

1. 医院领导文化主要包括院长文化、科室主任文化及管理骨干文化。总体要求懂得"正道治院""善战者求之于势，而不则于民""完全彻底为人民服务"等医院领航文化理念，形成以崇高院长文化为特征的骨干团队力量与作风，为最终实现"无为而治"的最高境界管理目标奠定基础。

2. 培养爱学习的崇高领导文化，养成勤奋学习和勤政为民的工作作风，使人人具有技术和精益求精的品质。

3. 提升院长的领导力与领导艺术，提高中层干部的执行力，树立既服务于百姓，又服务于员工的共同价值观。

4. 团队成员形成"吃苦在前，享受在后"、为人民服务的意识。

5. 医院发展需要培育强大的团队精神，需要强化训练，凝聚力量，需要培养具有组织纪律严明的人才队伍。

第三，建立医院崇高的教育文化。

崇高的教育文化意在立德、立法、立人、立能、立新。

1. 立德。医院倡导"重积德，而无不克"的文化教育理念，将如德医疗品牌战略做到实处。

2. 立法。培育新的思、行管理诸法。在严格执行国家有关法律的同时，建立医院的各种规章制度、操作细则等。

3. 立人。树立人才强院、人才是第一资源的意识。培养具有"诚信管理、创新管理、智慧管理、精细管理、系统管理"素质的现代管理多元思维意识与习惯的管理人才。注重现代多元思维管理意识的培养是医院科学管理之纲，医院领导通过整体的系统思维、五大基元管理的辩证思维，提高管理水平。有计划地让管理人才和医疗人才从繁忙的事务中解脱出来，给他们以开阔视野、增补知识、学习提高的机会。在输送、请进、派出、内部培训等方面做出合理规划，安排中层领导参加现代医院管理研修，激励管理人员参加高层次管理研讨，派出人员前往国内名牌医院深造。

4. 立能。邀请知名管理专家和医疗专家来院授课，把培训作为学习和接受新知识、新方法的重要途径，内容高端，受益面宽，效果明显。

5. 立新。对于集管理、科研、行医于一身的中层管理人才，引入新的管理理念让他们受益，形成新的经营思维习惯，掌握新的管理方法，形成新常态运行模式，在新常态的大环境下提升医院文化内涵、扩大规模经营、拓展品牌优势、扩大服务、整合资源优势和调整结构布局，谋求医院科学健康发展的新思路。

第四，建立医院领航文化与五大基元管理的标准。

1. 逐步建立崇高的爱民为民文化、崇高的医院领导文化、崇高的教育文化的评价体系。以目前已经建立医院领航文化实践基地和中国领航如德书院为契机，将医院领航文化工程实施逐步标准化。

2. 逐步建立医院五大基元管理方法标准。重点建立医院诚信管理体系、创新管理体系、精细管理体系，并将此系统与互联网技术数字化相结合。

3. 将制度文化融入领航文化之中，逐步形成以崇高职业信仰为灵魂，以文化管理与制度管理、依法治院方式相结合的医院复合管理系统。医院发展需要培植制度管理文化，制度建设需要更新管理思路。制度文化是群体遵守管理准则的载体，是管理文化落地的顺风之舟。

4. 在各级管理层，设立医院文化管理岗位，做到组织落实。

5. 医院发展需要培育良好的职业风尚，塑造、培养医院领航工程文化实践典型，使人人心中有榜样，人人追梦有方向，满足人们的从众心理要求，进而凝聚力量，创造释放正能量的环境。在医院领航文化引领下，发现和推崇身边的典型，树立榜样，这样可以集中体现医院文化的魅力。为了让医院领航文化人格化、榜样化，继续推进张家港中心医院和上海市普陀区人民医院"于井子护理小组共建示范基地"项目，将"于井子护理小组"的"八心"服务落实到临床实践中，进而共同让医院领航文化与五大基元管理方法落地开花结果。

总之，通过医院领航文化与五大基元管理方法的实施，以达到价值共守、精神共通、情感共融、荣辱共担的思想境界，为实现员工的梦想、医院的梦想、国家的梦想奠定良好的医院领航文化基础。

# 第二章　中国传统文化与现代医院管理

## 第一节　《周易》：天人合一、元亨利贞

《周易》被认为是中华民族传统文化的源头，而且是中医文化的源头，其实也更是现代医院管理文化形成与发展的根植沃土。学习《周易》的基本性质、基本原理，深刻理解《周易》中的文化要素——天人合一、元亨利贞，从中吸取管理哲学营养，对现代医院管理文化有重要的参考意义。

### 一、《周易》的性质

《周易》，包括《易经》和《易传》两个部分。它是一部哲学巨著，是融汇哲学、自然科学、社会科学为一体之综合巨著。《周易》在西方被称为"I Ching"，是我国早期哲学思想的摇篮。

《易传》对《易经》所蕴含的阴阳观念加以发展补充，并纳入了当时的阴阳思潮，这样《易经》便脱去了占筮的外衣，真正成了一部伟大的哲学著作，几千年来，《易经》对中医哲学、自然科学、社会科学尤其是中国管理哲学的发展都有着巨大的指导意义。

《易传》是解《易经》的。《易经》的时代背景为奴隶制社会，《易传》为封建时代早期。《易经》诞生于三千年前，从伏羲画八卦算起，易学的起源最少也有七八千年的历史，可中国医院的管理是近代和现代的问题。它们之间有何关系？"人法地，地法天，天法道，道法自然"，万法归宗。易乃中国文化之源，诞生于甲骨文之前，是我们的祖先对待天文、地理、历史和生活环境的经验写照。因易而成道、儒、释，道学崇尚自然，儒家崇尚伦理，释佛崇尚

觉悟。"天行健，君子以自强不息"，"地势坤，君子以厚德载物"。《系辞》云："乾知大始，坤作成物。乾以易知，坤以简能。易则易知，简则易从。易知则有亲，易从则有功。有亲则可久，有功则可大。可久则贤人之德，可大则贤人之业。""天人合一""内圣外王""内外兼修"……因易而奠定了中国传统文化的结构，上下五千年的文明一脉相传，造就了博大精深的中国文化，形成了稳定的社会结构，华夏儿女得以休养生息，安居乐业，薪火相传，塑造了富于创造和顽强的民族精神，哺育了一代代英雄儿女。

到目前为止，学术界对于国学尚没有给出统一的界定。我国知名学者乾泉认为，"国学"就是中国优秀传统文化和传统哲学，即中华民族传统价值观。按照河图洛书、易经哲学传统，其基本结构也分为"八卦九宫"之型，即易学道家（太极八卦）、阴阳五行（乾卦）、佛家墨家（兑卦）、法家（离卦）、兵家（震卦）、儒家（巽卦）、纵横家（坎卦）、名家（艮卦）、杂家农家（坤卦）。他说，国学是中华民族优秀传统文化的核心价值，是数千年来中国人思维方式、行为方式、生活方式的高度总结，浸润着每个中华儿女的血液和灵魂，中华民族因为博大精深的文化而存续而伟大。

《易传》是对《易经》的注释，有十篇文章，又叫《十翼》。解《易经》之作最早是《易传》，共七种十篇：《彖》上下篇、《象》上下篇、《系辞》上下篇、《文言》《说卦》《序卦》《杂卦》，统称"十翼"。旧说它们是孔子辅《易》之作。近代学者多认为它们非一人一时之作，杂出于战国、秦汉间人之手。

有五千年文明历史的中国是一个文化成熟较早的国家。历代政治家和思想家为我们留下了恢宏的治国之道与管理之道。《周易·系辞》道："古者伏羲氏之王天下也，仰则观象于天，俯则观法于地。观鸟兽之文与地之宜，近取诸身，远取诸物，于是始作八卦。以通神明之德，以类万物之情。"

远古的伏羲氏之"始作八卦"，乃起于观察，是普遍观察天、地、人、物以后归纳所得。八卦的"卦"，是一个会意字，从圭从卜。圭，指土圭，开始以泥做成土柱测日影。卜，测度之意。立八圭测日影，即从四正四隅上将观测到的日影加以总结和记录，这就形成八卦的图像。

太极，一个圆；两仪，阴和阳；在《易经》的本意中，四象特指"少阴、少阳、老阳（太阳）、老阴（太阴）"，如图2.1。少阴和少阳是事物的初始状态，较为稳定；老阴和老阳是事物发展的终极状态，不稳定。

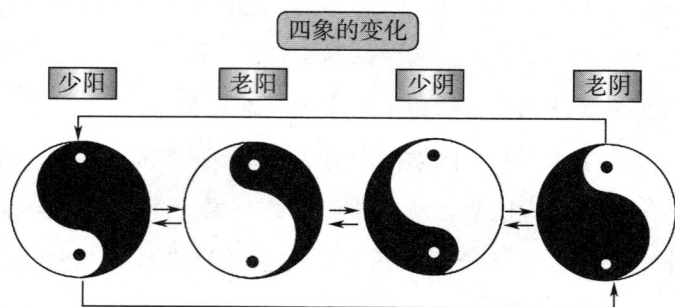

图2.1　四象变化规律示意图

"少阳—老阳—少阴—老阴"这四象之间的变化关系非常复杂。在图中，少阳和老阴看似一样，实则不同。在少阳时，阳占据主动、积极、上升的状态；而老阴时，阴占据上升状态。少阴和老阳的关系同理。八卦的最基本单位是爻，多是记述日影变化的八个专门符号，如图2.2。这八个符号的基本符号就两个，即"▬▬"和"▬ ▬"。爻有阴、阳两类，阳爻表示阳光，阴爻表示月光。每卦又有三爻，代表天、地、人三才。天包括整个天体运行和气象变化，这些星象之学，古称天文。地指观测日影来计算年周期的方法，用地之理了解生长化藏的全过程。人指把天文、地理和人事结合，以便按照这些规律进行生产和生活。每卦的次序是自下而上的，最下一爻叫初爻，中一爻叫二爻，上一爻叫三爻。八卦代表八种基本物象：乾为天，坤为地，震为雷，巽为风，艮为山，兑为泽，坎为水，离为火，总称为经卦，八个经卦中的两个为一组进行排列组合，构成六十四卦，如图2.3。

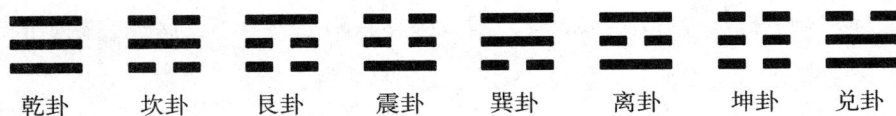

乾卦　　坎卦　　艮卦　　震卦　　巽卦　　离卦　　坤卦　　兑卦

图 2.2　八经卦图

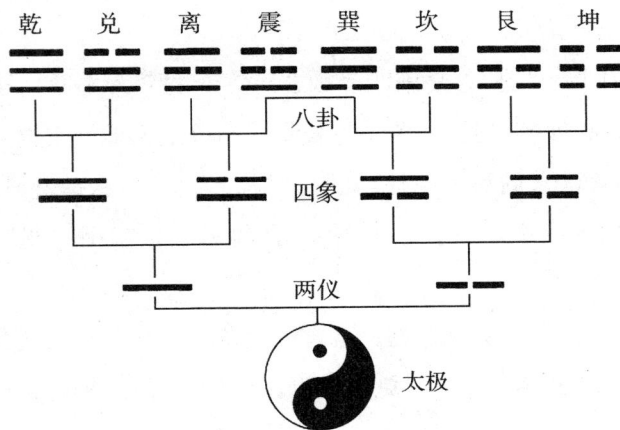

乾　兑　离　震　巽　坎　艮　坤

八卦

四象

两仪

太极

图 2.3　事物分类规律

那么，为什么把这些符号叫"卦"呢？《周易·说卦》认为："卦者，挂也。悬索以示人。""卦"，就是挂东西的"挂"；"索"就是绳子。"悬索以示人"，就是用结绳来记事。所以，《易纬·乾凿度》说："卦者，挂也，言悬挂物象以示于人，故谓之卦。"这两句话，不仅说明了"卦"与"挂"之间的联系，"卦"字是由"挂"字衍生出来的，而且说明了"卦"起源于结绳记事。那么，"八卦"到底是怎样产生的呢？"伏羲画卦"的本意是什么呢？就是"以通神明之德，以类万物之情"，即认识和把握天地万物变化的规律，按照事物的情状将它们分析归类。八卦代表的意义，已经由卦名清晰表达。

"乾"字从乙，象征植物屈曲生长之顽强，"乾"字之意为勤恳强健。阳爻刚健，故三爻皆阳之卦，取名为乾卦。《周易·说卦》曰："乾，健也。"乾之健，代表天之道。

"坤"字从土，象征大地。阴爻从属于阳爻，所谓"阳主阴从"。坤卦三阴爻象征顺从，《周易·说卦》曰："坤，顺也。"

"震"为震动，故其基本取象为雷。震卦一阳爻为主爻，居代表初始的下位，是刚健启动之象，所以象征"动"。《周易·说卦》曰："震，动也。"

"艮"卦反之，阳爻居代表终止的上位，是终止之象。《周易·说卦》曰："艮，止也。""艮"基本取象为山，因为山有止义，风、飞鸟、路人等百物，皆遇山而止。

"巽"字古同于"逊"，是谦让恭顺之意。一阴爻为主爻，居下位而顺承于上二阳，所以取卦名"巽"。巽卦是长女，而风是天地间柔物之至大，故巽卦的基本取象为风。《周易·说卦》曰："巽，入也。"这是就风的性质而言，与《周易》取象关系不大，经文中"巽"的性质取象多用"巽"字本身，代表逊顺。

"兑"字和"悦""说"古通，有喜悦之意。少女之卦象征喜悦，故取卦名"兑"。《周易·说卦》曰："兑，说也。"兑卦和艮卦相对，艮为山，故兑为泽（河流）。

"离"字不是"分离"，而是古通"丽"字，附丽、依附之义。卦的主爻是阴爻，而居两阳爻之中，根据阳主阴从的原则，只能依附于阳爻，故取卦名"离"。《周易·说卦》曰："离，丽也。"离卦的基本取象为火，因为火之为物，不能自见，必丽于物而后有形。

"坎"字本意指低陷不平的地方，泛指坎坷、险阻之处。坎卦主爻是中间的阳爻，身陷代表阴暗的阴爻包围中，是险陷之象，故取卦名"坎"。《周易·说卦》曰："坎，陷也"，就是指险陷。《周易》中则多用"险"字及其义。古人眼中的大险大阻，莫过于大川急流的水险，所以坎卦的基本取象为水。与兑卦比较，一个为泽一个为水，两者的基本取象有相似之处，然而并不相同。兑泽指水的成泽成河，坎水则着重于水的险。泽与山相对，水则与火相对。当然，兑和坎是本质上完全不同的两个卦，泽和水只是它们的取象而已。

这正是哲学思考的程序，由眼前的自然现象出发，经观察、综合、比较而得出万物的共性，然后归纳创制出象数以代表此共性。

何为易？一是变易，世间万事万物无时无刻不在变化之中。天地运行，寒暑交替，人生物死，没有竟时。二是简易，一阴一阳，就囊括了万种事物之理。有天就有地，有男就有女，有上就有下，有前就有后，相反相成，对立统一。三是不易，世间事物错综复杂，变化多端，但是有一样东西永远不变，即规律不变。月盈则亏，日午则偏，物极必反，这便是一切事物的规律。易经过先民千万年的生存实践总结，蕴含着深刻的自然法则和朴素的和谐、辩证思想。

## 二、《周易》的基本原理

### 1. "一阴一阳之谓道"

所谓"一阴一阳之谓道"，意在阐明《周易》的阴阳观是鲜明的，这是《周易》的中流砥柱，既是《周易》说的哲学基本原理，也是六十四卦结构的基本原则。"一阴一阳"体现了阴阳的对立统一关系。《周易》的阴阳对立统一，不仅反映于对卦、爻辞之阐述，也体现在阴阳爻画方面。如"▬ ▬"为阴爻，"▬▬"为阳爻，六十四卦的变化就在于这一阴一阳爻之变。"道"的规律，《周易》以"一阴一阳之为道"，点明了阴阳二气的变化是宇宙的基本规律。《周易》还提出"刚柔相推而生变化"，"阴阳合得，而刚柔有体"，其刚、柔乃阴阳之义，皆说明阴阳是一切变化的根源。又"阴阳不测之谓神"，指出阴阳二气是宇宙运动的根本。

### 2. "易穷则变，变则通，通则久"

此句语出《周易·系辞》，是《周易》强调变易的重要命题。一部《周易》以阴阳对立为基石，以变易为核心，二者组成《周易》的思想基础，是《周易》的灵魂，对中国自然科学的发展产生了巨大的影响。"刚柔相推，变在其中"，"日月相推而明生焉"，"刚柔相易"，"一阖一辟谓之变"，"变化者，进退之象也"，"往来不穷谓之通"，"道有变动故曰爻"等，都说明了《周易》认为事物处于不停的运动变化之中，这种观点是十分可贵的。《周易》还强调"交感"是变易的主要形式之一。如曰"天地交而万物通"，如《周易·泰卦·象》曰"泰，小往而大来"，《周易·归妹卦·象》曰"天地不交

29

而万物不兴"，《周易·咸卦·彖》曰"天地感而万物化生"等皆可说明。

3. "生生之谓易"

《周易》强调阴阳相易而化生万物，"生"不是凭空而来的，是天地之交感（运动）而来，故又曰"天地之大德曰生"。"天地一一，万物化醇"，即"天地交而万物通"之意，为后世《道德经》"道生一，一生二，二生三，三生万物"之摇篮。这说明《周易》强调新生、新兴。

4. "仰则观象于天，俯则观象于地——近取诸身，远取诸物"

《周易》之所以能"礼天地之撰"，"通神明之德"，是由"观象"而得来的。"君子观其象而玩其辞"，"天垂象，见吉凶"，"天地变化，圣人效之"，都说明《周易》的唯物思想是浓厚的，是通过"观象"而来的，故曰"象其物宜，是故谓之象"。《周易》尤注意法天地而观万物，如"易与天地准"，"见天下之动而观其会通"，即取象天地而认识万物，体现了《周易》的宇宙观是唯物的，是以天地为本源的。

## 三、"天人合一"析

"天地位焉，万物育焉"，人类自诞生以来，即与自然界共生共存共荣。中国的哲人自古即对此有所感悟，故提出著名的"天人合一"论。华夏文化的"天人合一"论，把人和自然看成一个整体，重视"自然的和谐"，"人与自然的和谐"，"人与人的和谐"，其中特别突出人与自然的和谐。《周易·乾卦》称，"夫大人者，与天地合其德，与日月合其明，与四时合其序，与鬼神合其吉凶，先天而天弗违，后天而奉天时"，人顺应自然，与自然一体，揭示了天与人"相合"的基本思想。在先秦时期，古人就提出人为"万物之灵"，但人也是大自然中的一分子，"天生烝民"，人生于自然，但有精神、有意识的人可以"知天命"，而后可以达到人与自然的和谐——"天人合一"的最高境界。孔子认为"知天命"之后能"耳顺"，又能"从心所欲不逾矩"；老子则认为人不过是"天地一刍狗"，故提出"人法地，地法天，天法道，道法自然"，天地间的一切无不顺应自然，合乎自然；庄子明确提出"天地与我并生，而万物与我齐一"；墨子主张人们在自己首领的率领下，逐级"尚同"，最后"尚同"于"天志"，把人的主观意志与客观法则统一起来。这些都揭示了人与自然、人与人之间的辩证关系。一方面，人不是自然的奴隶，人将自己从自然中分离出来，这是人对人类自身认识的飞跃，是生产力发展水平提高后人对自身力量的肯定；另一方面，人不能离开自然而存在，人类只有遵守自然法则才可以创造美好生活。

### 四、"元、亨、利、贞"辨析

"元、亨、利、贞"四字在《周易》卦、爻辞中频繁出现，若不明此四字之意，则难晓全书之旨，故试作初析如下：

#### 1. 指卦气天德

《说文》："元，始也。""元，大也。"《尔雅·释诂》："元，首也。"即言"元"为宏大、首始之意。"亨，通也；利，和也；贞，正也。"（子夏语）《易传》解释为："元，善也。亨，美也。利，物也。贞，正也。"故知"元、亨、利、贞"四字义为卦气之天德。如乾卦为"大哉乾元，万物资始，乃统天，云行雨施，品物流形……乾道变化，各正性命，保合太和，乃利贞，首出庶物，万国咸宁"。坤卦为"至哉坤元，万物资生，乃顺承天，坤厚载物，德合无疆，含弘光大，品物咸亨"。乾、坤二卦之万物资生，品物流形，各正性命，保合大和，皆体现了元、亨、利、贞为卦气之天德，即为卦性之真善美。大自然界万物无乾坤之元而无以生，无乾坤之亨而无以通。

利，和也。平和，平衡，万事万物除了需要化生、运动之外，还要有一定的平衡才能维持常态。

贞，正也。万事万物的生化、运动、平衡都必须要有一个规纪，即必循一定的纲纪才不致紊乱，此即贞的含义。其余卦象，如屯卦的元、亨、利、贞以屯蓄之德为主，离卦的元、亨、利、贞以丽日之德为主，巽卦的元、亨、利、贞以和风之德为主，坎卦的元、亨、利、贞以柔水之德为要，震卦为镇阳之德……这些都说明了"元、亨、利、贞"是卦气性德之总和。

概言之，"元"为气化之始，庶物之所由出；"亨"为气之通达，品物之所流运；"利"为气之平衡，万物得此而和谐；"贞"为气之纲纪，万物得之而正固。

**2. 指祭祀**

"经意"：元，大也。亨即亨字，祭也。利即利益之利。贞，占问，凡卜筮逢有元、亨、利、贞之辞，则该卦示可举行大亨之祭，乃有利之占问。如筮遇乾、坤、屯、需、临、萃等卦，因有"元、亨、利、贞"则吉，可行祭问占，如筮逢井卦、归妹卦、剥卦等，因无"元、亨、利、贞"四字则凶，遇事将多加审慎。

**3. 指人德**

《文言》曰："元者，善之长也；亨者，嘉之会也；利者，义之和也；贞者，事之干也。君子体仁足以长人，嘉会足以合礼，利物足以和义，贞固足以干事。君子行此四德，故曰乾，元、亨、利、贞。"故元又为仁之义，儒家以仁义为本，是以强调元仁之德，亨为礼之宗，利以义为旨，贞以正为性，此说可以用以释部分卦爻辞。

### 五、《周易》核心要素对医院管理的指导作用

《周易》中的"天人合一、元亨利贞"对当代中国医院领航文化的形成、医院管理的哲学基础建立具有重要作用。"天人合一"是防御疾病、开展医疗服务、提高人民群众健康水平的传统领航文化基础。《周易·乾卦》称，"夫大人者，与天地合其德，与日月合其明，与四时合其序，与鬼神合其吉凶，先天而天弗违，后天而奉天时"，人顺应自然，与自然一体，揭示了天与人"相合"的基本思想。"元亨利贞"是实现"天人合一"、建立现代医院事业大厦的四根梁柱。

如何科学地继承和发扬中国优秀的传统文化，汲取国学精粹与人文素养，融合西方先进的科学技术和管理思想，科学地总结中国企业管理理论与实践，对于探索适合中国国情的中国化管理之路，提升中国企业的生命力与核心竞争

力，具有很强的现实意义。

可以说，国学就是中华民族的生存智慧与财富哲学。在中国，管理好医院，首先必须了解中国人的性格、思想、价值观与行为方式，了解他们的生活、理想和对生命的感悟，培养与他们的情感，得到他们的价值认同，那就成功了一半；一个不了解中华民族历史文化的人，一个不掌握这个民族生存智慧的人，很难将团队带好，将医院办好。

医院管理的最高境界是经营和谐医院文化，而医院管理哲学是医院文化的基础。中国医院不能满足于向中国老百姓提供医疗技术服务，而应该有信心在提供医疗技术服务保障的同时，输出中华民族"天人合一"的生活方式与和谐价值观等具有悠久历史的灿烂文化。具体讲，应该以《周易》中的管理思想为基础，结合中国医院的管理实践，整合和突破西方管理哲学的局限，系统反思人类文明的管理方式，探索医院和人类的终极价值，建立起全息的中国医院管理哲学理论体系和具有中国特色的基元管理理论平台，为医院组织的成长、变革、创新和发展提供普适化的、简易的、科学实用的管理模型，为和谐医院与和谐世界做出中华民族的新贡献。

### 六、《周易》的五大思想对医院管理的影响

#### 1. 诚信管理哲学思想

《周易·系辞》曰："成性存存，道义之门。"《周易》中表达"诚信"思想的字主要是"孚"字。"中孚以利贞，乃应乎天也。""应天"，也可以说是"法天"。以《周易》"法象天地"的思维路数，"乃应乎天"，说明人之诚信，源于天道之诚。

《周易》诚信思想在诸多卦中都有所体现，其中大有、中孚和革卦较为典型。大有卦认为"诚信"是通往"大有"的途径，中孚卦认为"诚信"则无所不至，革卦认为"诚信"是变革的前提。

#### 2. 创新管理哲学思想

《周易》作为中国传统文化之源头，也是中国文化创生之源、创新之源。

由阴爻、阳爻两种简单符号所构成的《周易》符号系统，因其抽象性、具象性、元点性、容摄性而成为古典科技与人文的原始增长点；由此符号系统与卦爻辞组成的文字系统共同氤氲而成的大易思想在科技与人文演化的历史长河中成为中国传统文化的主脉。其"生生"之创新精神成为大易文化之核心理念，其天地人三才和谐的理念成为创新之内在标尺，其独到的"象"思维成为中国传统文化创新思维方式的主线，其元亨利贞、贞下起元的循环智慧更是不断创新的不竭动力。

创新思想在中国传统文化精华《周易》中有着深刻蕴含。《周易》包含了逻辑思维和形象思维的统一，形式逻辑与辩证逻辑的统一，归纳和演绎的统一，还有对"象思维"的关注使《周易》具备了实现创新的前提条件，从实象、意象到器物的转化说明了创新的过程。《周易》中的创新思想对科技创新和中国医院创新管理具有巨大的影响和推动作用。

《周易》作为中国文化最古老的典籍，体现了中国管理文化和管理精髓。作为一部哲学著作，其中充满了辩证思想和系统思维。从管理学的角度说，它是中国管理哲学的宝典。《周易》的很多思想与战略管理存在逻辑的一致性。管理中最讲究的是和谐，也就是阴阳协调，管理者要从和谐角度透视医院运作与管理，将和谐渗透到医院运作的方方面面。以《周易》系统为核心的思维模型，是把《周易》文化精髓与医院创新管理有机结合的真正意义所在。

**3. 智慧管理思想**

从整体上把握天地人的宇宙结构，整体性是其基本思维方法。讲宇宙万物生生不灭、自强不息、奋发向上，进取性是其基本理念。整体性又把整个自然宇宙看成一个无穷变化的客观过程，把变看作自然宇宙的根本属性。这些不仅深刻影响了中国古代管理思维、管理理念和管理方法的形成和发展，还给现代医院管理许多重要启示和直接浸润。《周易》中的智慧管理哲学思想，主要体现在两个方面：

第一，智慧产生于"自强不息"的人生之道。

对天地、自然的观察与取法是八卦创设、《周易》成书的基础。它向人们展示了一幅气势恢宏的天道运行图："刚柔相摩，八卦相荡，鼓之以雷霆，润之以风雨，日月运行，一寒一暑，乾道成男，坤道成女，乾知大始，坤作成物。"《周易·系辞》曰："日往则月来，月往则日来，日月相继而明生焉，寒往则暑来，暑往则寒来，寒暑相继而岁成焉！"

《周易》强调人应"与天地合其德"，"人道"应符合"天道"。"天行健，君子以自强不息。""自强不息"作为《周易》所倡导的人生之道，主要包含两层意思：刚强雄健和奋斗不已。

第二，智慧体现于"明时""变通"的处事法则。

人生在世为人处事颇为不易，故而《周易》提出了"明时"和"变通"两条重要法则。"时"在《周易》中屡被叙及，如《归妹》九四爻辞："归妹愆期，迟归有时。"此仅见之"时"字，似侧重于指"时"的具体意义（即"日期"），哲学的意涵并不显著，然而，统观"经"之全部，却不难发现，卦爻辞中虽少有"时"之名，但与"时"相关联的实质性的思想内容——时间、时机、时序、时势以及审时、待时、时变、时行等观念，却普遍而深刻地寓存于符号、言辞的象征之中。以乾卦为例，该卦以"天"为象征体，以"龙"为象征物，其六爻由初至上，潜、见、跃、飞至于亢，显示出一系列的变化、发展，而这种变化、发展，又必然是在时间条件下进行的，且呈现着特定的时间背景状态。其他诸卦，也都含有"时"义。故而王弼《周易略例》直截了当地说："卦者，时也；爻者，适时之变者也"，"是故卦以存时，爻以示变"①。因此，"卦时"也就成为重要《易》例之一：六十四卦表示六十四"时"，即塑造出六十四种特定背景，从不同角度喻示自然界、人类社会中某些具有典型意义的事理。每卦六爻的变化情状，均规限在特定的"时"中反映事物发展到某一阶段的规律。因此，阅读六十四卦，不能不把握"卦时"这一概念。②

---

① 〔魏〕王弼注，〔唐〕孔颖达等疏：《周易注疏》，《四库全书》本。
② 黄寿祺、张善文：《周易译注》，上海古籍出版社1989年版。

### 4. 精细化管理与系统管理思想

《周易》应用抽象的网格化符号形容宇宙中的事物，通过六爻八卦、六十四卦三百八十四爻表现事物的联系，表现天地人物之间的相互作用关系形成的系统。这个无限大的系统的源头却非常简单地表达出了最原本的哲学思想：一元分二仪，二仪分四象，四象分八卦。

八卦可以无限组合，可以构成有序的庞大系统，并随着系统组合形式增加，而网格化也越来越精细化，对事物的认识越来越深入，解决问题的方法也越来越具有针对性。毛泽东讲，马克思主义活的灵魂，就是具体问题具体分析。此外，告诉人们，无论系统如何庞大，都能找出最基本的规律，这就是整体观、运动观和平衡观的认识思维方法。

医院是职工、服务对象和社会构成的一个有机系统，它随着社会的进步在发展，在发展中要保持一个相对的平衡系统。医患矛盾冲突、过度检测、过度用药、过度涨价等现象，均违背了《周易》的基本原理。

## 第二节 《道德经》：爱民治国、无为而治

"爱民治国、无为而治"是《道德经》中的文化要素的重要组成部分，是继《易经》之后中华民族血脉文化的延续和发展。《道德经》来自道教，之前被称为《老子》《老子五千文》等，是中国古代极其重要的哲学著作，向前承接中国五千年阴阳五行哲学，向后启迪两千五百年各种思潮，得到了诸子和近代诸多中外哲学思想名家的共同尊仰。《道德经》经后人整理后分成两篇，上篇37章，谓之"道经"；下篇44章，谓之"德经"，内容包括了宇宙观、人生观、认识论、方法论，以及为人处世、修身养性、治国安邦的精髓思想。鲁迅如是说，"中国根柢全在道教"，"以此读史，有许多问题可以迎刃而解"。英国的科学技术史专家李约瑟如是说："中国人的特性中很多最吸引人的地方，都有来自道家的传统。中国如果没有道家就像大树没有根一样。"

今天研读《道德经》中正道、爱民、理想国、无为而治的文化要素，将

对现代医院的管理起到文化领航发展的作用。

### 一、治国与管理哲学

#### 1. 管理哲学妙趣：以正治国、以正治院

《道德经》第 57 章中曾讲道："以正治国。"王弼注："以道治国则国平。"治国、管理要目光远大，谋算深久，而最根本、最关键的就是"正"。正，贞也。《周易》"元、亨、利、贞"中的"贞"为气之纲纪，万物得之而正固。

上有正道，下有正路。正道一毁，邪径丛生。俗话说："上梁不正下梁弯，下梁一弯全坍塌。"这些说的都是同一个道理。

其实，不管是道家、儒家、法家中的哪一家，执政管理都首先强调"正"。如《论语·颜渊》："子曰：政者，正也，子帅（率，率领）以正，孰敢不正？"再如《礼记·燕义》："上必明正道以道（导）民，民道（导）之而有功。"又如《管子·立政》："正道捐弃，而邪事日长。"这里都强调了不能用歪门邪道来治国、治院、管理。

#### 2. 管理哲学根本：爱民治国

《道德经》第 10 章："爱民治国。"治国必须正，且必须爱民。要从爱民这一根本出发去"以正治国"，能崇尚此根本，才得治国者、治院者、管理者的风范与境界。如何爱民？《道德经》论说颇多，此择要阐之。（1）爱民治心，为天下浑其心。《道德经》第 49 章："圣人在天下，歙歙（xī，和顺不偏执的样子），为天下浑其心。"（2）同一善待：善者与不善者。老子说："善者吾善之，不善者吾亦善之，德善。"百姓中善良的，我善待他们；百姓中不善良的，我也善待他们；人皆起变化，人均成善良。确实，圣人是行大善来感化民众，潜移默化行善而化民，把人们教化为得善之人。（3）同一信待：信者与不信者。《道德经》第 49 章："信者吾信之，不信者吾亦信之，德信。"百姓中诚信的人，我相信他；百姓中不诚信的人，我也相信他，这就使人人变化而得到诚信。

## 二、人际关系管理哲学

美国著名的成功学家卡内基认为，人际关系是成功最重要的因素。他说：一个人事业的成功，只有 15% 是靠自己的专业技术，85% 要靠人际关系、处世技巧。虽然这个数据不一定很准确，但是点出成功的一个关键，即人际关系、处世技巧的问题。在这方面，老子也为人们提供了非常丰富的智慧。实现"正道、爱民、理想国"，需要处理好十大人际关系，从中汲取管理哲学中的智慧。

**1. 处下关键之智**

人际交往中，"处下"是关键，且是一个根本性的智慧。这就是要谦下，谦虚地处在他人下方，尊重对方；唯其如此，才会赢得他人对自己的尊重。《道德经》第 39 章："故贵以贱为本，高以下为基，是以侯王自谓孤、寡、不谷。此非以贱为本邪？非也？"

**2. 处厚处实之智**

《道德经》第 39 章："是以大丈夫处其厚，不居其薄；处其实，不居其华，故去彼取此。"

**3. 方廉直光之智**

《道德经》第 58 章："是以圣人方而不割，廉而不刿（guì，刺伤、划伤），直而不肆，光而不耀。"

**4. 不争而胜之智**

《道德经》第 73 章："天之道，不争而善胜。"《道德经》第 22 章："夫唯不争，故天下莫能与之争。"

**5. 曲全归之智**

《道德经》第 22 章："曲则全。""古之所谓曲则全者，岂虚言哉？诚全而归之。"老子特别强调"曲"的智慧，即要委曲求全。

**6. 柔弱胜刚强之智**

人要学会以柔弱取胜，以弱柔胜刚强的智慧。《道德经》第 36 章："弱柔胜刚强。"《道德经》第 78 章:"天下莫柔弱于水,而攻坚强者莫之能胜,其无以易之。"

### 7. 轻诺寡信之智

《道德经》第 63 章:"轻诺必寡信。"人际交往中,要识人,也要识言,老子提醒人们,凡是常轻易承诺的,必定是缺少诚信的。

### 8. 报怨以德之智

《道德经》第 63 章:"大小多少,报怨以德。"

### 9. 胜人之胜之智

《道德经》第 33 章:"胜人者有力,自胜者强。"真正的强大是自胜。

### 10. 三知三守之智

在人际交往中,要具有知雄守雌、知白守黑、知荣守辱的智慧。《道德经》第 28 章:"知其雄,守其雌,为天下溪。"

## 三、《道德经》文化要素:无为而治

《道德经》的核心要素:无为而治。孔子也有"无为而治"之说,《论语·卫灵公》:"无为而治者,其舜也与。夫何为哉,恭己正南面而已矣。"孔子也憧憬那种无为而治的政治。《道德经》一书对治国者、管理者提出许多教诲。关于"无为而治""以无事取天下"还有很多明确的教诲,只要灵活地汲取其中的合理内涵,便会拥有无穷的智慧。这里除了上文已经论述者之外,为了有利于运用和融贯,再梳理 13 条:

### 1. 不尚贤

《道德经》第 3 章:"不尚贤,使民不争。""不尚贤"是一种无为而治,其带来的效果是民众不去参与纷争。"尚",是崇尚、尊重。"贤",本指多财,后指人之贤能。所以,有时"不尚贤",解释为"不尚多财"。

### 2. 不贵难得之货

《道德经》第 3 章:"不贵难得之货,使民不为盗。""不贵难得之货",是一种无为而治,其带来的效果是"使民不为盗"。

### 3. 不见可欲

《道德经》第 3 章："不见可欲，使民心不乱。"这是说，不显现可以引起贪欲的东西，就会使得民心不乱。"见"，现，即显现，"不见"，就是不显现、不显露。或也可认为，此就是看见之"见"，"不见"就是视而不见的意思。人的欲望有两种：一是正常的人性欲望，一是非正常欲望的贪欲。显然老子并不反对所有的欲望，而是反对贪欲。贪欲就是欲望"过了头"，内心也就迷乱了。

### 4. 天下少忌讳

《道德经》第 57 章："天下多忌讳，而民弥贫。""天下多忌讳"，是指有为地规定了许多条条框框，但是带来的后果是"民弥贫"。

### 5. 民少利器

《道德经》第 57 章："民多利器，国家滋昏。"民众有益于自己的"利器"愈多，国家就愈加昏暗。关于"利器"，有不同的解释，如利己之器、锐利的武器、锐利的高效的工具、权谋等。

### 6. 人少伎巧

《道德经》第 57 章："人多伎巧，奇物滋起。"这是说人们伎（技）巧、巧诈愈多，那么不正当的稀奇之物也就愈加兴起。如果演绎下去，由于"奇物滋起"，便争相出奇斗奇、出新斗新、出巧斗巧、出怪斗怪。如此人之夺利也日甚一日，人之斗争也愈演愈烈，人之欲望愈深愈广，人之心神愈纵愈驰。

### 7. 法令不滋彰

《道德经》第 57 章："法令滋彰，盗贼多有。"法令愈加彰显，当然是有为之举，然而此仅仅治标，不能完全治本。

### 8. 我无为而民自化

《道德经》第 57 章："我无为而民自化。""我"指治国者、管理者，能做到"无为"，那么民众就能"自化"。为什么能自化？因为不用应付、对付那些没完没了的"有为"，就可以向大道回归，可以按照固有的规律"自化"了。这就像天道，唯其不有为，因此万物都在悄悄地"自化"，在自我化生、化育、变化、进化、化成。

**9. 我好静而民自正**

《道德经》第57章："我好静而民自正。""我好静"是无为，然而带来的效果是"民自正"。"我"能"好静"，那么就不去逼迫民众、扰乱民众、祸害民众、压榨民众，民众因此能"自正"。

**10. 我无事而民自富**

《道德经》第57章："我无事而民自富。""我无事"是无为，而带来的效果是"民自富"。

**11. 我无欲而民自朴**

《道德经》第57章："我无欲而民自朴。""我"的不贪也是一种无为，然而换来的是民众的"自朴"，变得淳朴起来。

**12. 治大国若烹小鲜**

《道德经》第60章："治大国若烹小鲜。"治理、管理的范围越大，越是要小心翼翼，不要多去折腾、扰乱，否则会牵一发而动全身。这就如老子所说的，治国如烹煎小鱼般的要诀：多翻动则鱼散架易烂，不扰动则体全而完好。其中的核心智慧，便是无为而治，无为而无不为。

**13. 太上，下知有之**

《道德经》第17章："太上，下知有之；其次，亲而誉之；其次，畏之；其次，侮之。"这里揭示了管理者的四个阶层：（1）最上等的管理，是下面的人仅仅知道有管理者，但是没有见到用"有为"的如政令、法制、说教来管理与扰乱被管理者。这就是"无为而治"。此句或作"太上，下【不】知有之"，多了个"不"字，又可思味出另一番智慧：最上等的管理境界，是下面的民不知道有人在管理自己，一切都是自由生活、工作着。（2）次一等的管理，是让民"亲而誉之"，这种层级的下移，已经是有为式的管理了。（3）再次一等的管理，是使民畏惧，不仅不施恩爱，而且滥用刑法。（4）最下等的管理，是民起来反抗管理者，比如不执行政令，甚至面对"以死惧民"揭竿而起了，此亦如老子说的"民不畏死，奈何以死惧之"了。

《道德经》中的这些管理的准则，很多人看了也许未必完全赞同，甚至有的人还会嗤之以鼻。但我们不妨慢慢地回味咀嚼，然后再看看老子之说是否真有道理、确有大智慧在焉。

### 四、《道德经》文化要素的应用：无为而治与现代医院领航管理

道家思想是以老子"无为"思想为核心的东方哲学思想，"治大国如烹小鲜"，直至无为而治，如庖丁解牛，游刃有余，是医院管理的至高境界。"无为"，并非字面意思"无所作为"，相反是"无为而无不为"。老子认为"我无为，而民自化；我好静，而民自正；我无事，而民自富；我无欲，而民自朴"，而且一再强调无为才能无不为。所以"无为而治"并不是什么也不做，而是不过多地干预，顺其自然，充分发挥万民的创造力，做到自我实现。"无为"，在老子那里意味着"道法自然"，即所谓"人法地，地法天，天法道，道法自然"。"无为而治"思想是道家思想的核心，就是我们应该顺应自然的规律去治理我们的事情，其在宇宙、社会、生命中所体现出来的大道理，具有普遍的意义，对现代医院智慧管理同样如此。

1. 建立"自然"之"道"

如何能在医院管理中做到"无为"而又"无不为"，是我们应该思考的问题。在医院运作中，首先应当建立"自然"之"道"，即完善的规则。在实际运作中，不可能一蹴而就达到"无为"的境界，医院应首先根据实际情况，建立医院的领航文化体系，参考现代管理科学理论，建立起完善的医疗质量管理、人事管理、设备后勤管理等管理体系，明确各部门、各人的权责，使之成为一个充满活力的、优质、高效、低耗、多能的自律系统，在这个系统的"自然"般的规则下，人们各司其职。管理者同普通员工一样，在规则下工作，无视规则者，有相应机制制约。

2. 无为之治

"无为而治"并不是排斥任何管制行为，而必须是在"自然"之"道"的规则下实现管理。医院在建立完善的规则之后，由于规则的制约，各层的管理

者同普通员工一样，在规则下工作，不因人事而变动规则，不因私情而逾越规则。在完善的运作机制下，医院管理者得以将日常事务的决策权层层下放，充分调动下属的工作积极性。医院管理者不置身于琐事，不费力于枝节，而致力于对医院大的战略方针的确定。管理者以自身的模范行动影响医院的共有价值观，医院各部门、各科室各司其职、协力前进，在平和自然的气氛中实现医院的目标，自然达到"无为而治"的境界。

### 3. 天地不仁，以万物为刍狗

老子认为"大道废，有仁义"，正因为没有了一定的规则，才有了所谓的"仁义"，而有所谓的"仁义"，也便没有了规则。所以老子并不赞同所谓的"仁义"。老子认为，天地是没有所谓"仁义"的，却生养万物。天地生养万物，对万物没有偏私，将万物都平等地看作刍狗一般。认识这一点，对现代社会中的医院管理尤为重要。在医院管理中，管理者既要成为仁义的白衣天使，又必须严格按规章制度办事，摒弃私人感情的好恶，在规则下公平对待每个人，真正实现现代管理学所提倡的公平、公开、公正原则。

### 4. 管理者的境界

《道德经》言："太上，下知有之；其次，亲而誉之；其次，畏之；其次，侮之。信不足焉，有不信焉！悠兮，其贵言，功成事遂，百姓皆谓'我自然'。"这段话可以作为管理者管理境界的写照。这段话的含义是，最好的领导者，部属与他无私交，人们仅仅知道他的存在；次一等的领导者，部属亲近他，而且赞美他；再次一等的，则是让部属畏惧害怕；而最差劲的领导者，则是处处被部属看不起，部属对之没有信任感。最好的领导者的态度是悠闲自然的，他不轻易发号施令，对部属多鼓励、少责难，如此而为，则事事顺遂、功成业就，大家会认为"我们自然就成功了"。

现代的中国，多奉行西方的管理学，而忽视传统东方哲学的智慧。无疑，现代管理学是建立在科学之上的，但是，在这种科学的背后，老子的智慧却是将管理引入新的境界的"大道"。老子的智慧不是可以即学即用的工具，而是一种对思想的启迪和方向的指引。在现代社会中，重新认识老子道家思想，对探讨现代医院管理极有必要。

## 第三节　《论语》：仁、义、礼、智、信

《周易》告诉人们"天人合一"的哲学源泉，《道德经》教导人们如何求得"爱民治国、无为而治"之道，而《论语》则告诉人们做人的哲学道理和管理智慧。通过管理思想，来解决社会发展中的实际问题，这对今天中国医院的管理，有积极的影响。"仁、义、礼、智、信"可谓《论语》中最核心的管理智慧，是中华民族领航文化系统管理中的进一步精细管理的体现。

"仁、义、礼、智、信"曾经是封建社会中人们的行为规范，简称"五常"。它是指导人们举止行为的常理，不可以违背和搞乱。对人宽厚有爱心，是仁；为人正派，爱憎分明，是义；待人彬彬有礼，行为端庄，是礼；处事果断周密，是智；做人诚实稳重讲信誉，是信。按照这"五常"去做，就可以成为正人君子；反之，则可能成为遭人唾骂的小人。由此看来，"五常"虽是封建社会人们的行为规范，但至今仍有积极的意义。

对我们来说，优秀的传统文化不是身上应该洗去的污垢，而是流淌在血管里的血液。孔子管理思想的重要来源是周代以前的文物典章制度，所谓"尧舜禹汤文武周公之治，集于孔子"。这说明孔子之思想代表了中国圣王之治，代表了中国最经典的管理思想。孔子本人在社会生活中也担任过很多管理职务，如委吏、司职吏、中都宰、司空、大司寇、摄相等。他的门徒中也有不少人出任各级官吏，这就使得他的管理思想中既有理论，又有实践基础的支撑，是一部非常难得的管理思想宝库。我们只要对这一思想宝库进行一下梳理便可看到，孔子儒家管理思想的基本精神是以"人"为中心，讲"修身治国平天下"，讲"修己安人"，讲"为政以德"，讲"正己正人"，并在系统管理的载体、目的、手段、途径等方面达到了即使在今天看来仍是我们现代医院管理者无法超越的思想境界。

在管理载体方面，孔子管理思想的中心概念是"仁"。"仁，亲也，从人

以二"，即"仁"是"二人"的结合。这里孔子实际上是把人以及人际关系作为自己理论的出发点，管理就在于搞清人以及人与人之间的关系。在孔子眼里，管理的本质是"治人"，管理的前提是理解人性（善恶），管理的方式是"人治"，管理的关键是"择人""得人"，管理的组织原则是"人伦"，管理的最终目标是"安人"——总之，一切都离不开"人"。

## 一、道德思想体系的建立

由孔子建构的道德思想体系是系统管理的重要组成部分，是以性善论（一阴一阳之谓道，继之者善也，成之者性也）为基础，以立人极（三极之道）为旨归，以人道与天道、地道相会通，人道中庸又适时之变为方法论的完足思想体系。"仁、义、礼、智、信"中的"信"是现代医院诚信管理的思想基础，也是做到"仁、义、礼、智"的基础。因此，《论语》对"忠信"的含义做了深入的诠释。

（一）《论语》"信"之释义

"信"，《说文》："信，诚也。从人，从言，会意。"比如《谷梁传·僖公二十二年》："言之所以为言者，信也。言而不信，何以为言？"

1. "信"是总德"仁"之一端

孔子谆谆教诲之：（1）《论语·学而》："敬事而信。"（2）《论语·学而》："谨而信，泛爱众。"（3）《论语·阳货》："信则人任焉。"（4）《论语·子路》："上好信，则民莫敢不用情。"另外，《论语·学而》载，曾子曰："与朋友而不信乎？"子夏曰："与朋友交，言而有信。"

2. 做人必须讲信用

《论语·为政》："人而无信，不知其可也。""信"是本心之德，是做人的基础、根本。唯此人道之基石夯实，才能建构事业之大厦；唯此人道之根深蒂固，人生才能枝繁叶茂。

3. 民众与为政者都必须有信用

《论语·颜渊》："自古皆有死，民无信不立。"

（二）《论语》"忠"之释义

什么是"忠"？《说文》："忠，敬也。"

### 1. "忠"是"仁"之总德里的一种德行

《论语·子路》载，樊迟问仁。子曰："居处恭，执事敬，与人忠。虽之夷狄，不可弃也。"

### 2. 人际关系之"忠"

这就是忠诚老实，能尽自己之心，对他人不欺。《论语·子路》："与人忠。"又如《论语·学而》载，曾子曰："为人谋而不忠乎？"为自己谋事就会尽心尽力，但是为他人谋事马马虎虎、敷衍了事，不肯尽心竭诚，这就是不忠了。

### 3. 执政之忠

《论语·颜渊》载，子张问政，子曰："居之无倦，行之以忠。"行政必须忠诚。忠有"九知"，《大戴礼记·用兵》载，子曰："丘闻之忠有九知：知忠必知中，知中必知恕，知恕必知外，知外必知德，知德必知政，知政必知官，知官必知事，知事必知患，知患必知备。"此智慧丰足，值得三思。

（三）忠信为政与系统管理的"五美"之智

### 1. 惠而不费

"因民之所利而利之，斯不亦惠而不费乎？"这是为政的原则：为政必须惠民、利民。惠民是给民众实惠，利民是给民众切实的利益。这是为政的智慧，为政者要有一种本领，即自己不用掏腰包的"惠而不费"。

### 2. 劳而不怨

"择可劳而劳之，又谁怨？"这是为政者使用民力的原则与智慧。具体说，首先，选择民众中应该服役的、可以服役的去使用他们的民力，如此则劳而不怨。其次，使用民力还要与他们的力量相称相符，民若不堪重负，则必怨恨之。再者，使用民力还要与其时相合，不能剥夺民时农事，这就是孔子所说的"使民以时"，如此"劳之"也就会"不怨"。历史上"劳而怨"的事例太多，秦始皇筑长城便是一例，孟姜女哭倒长城虽是传说，但是其中自有合理之处，便是让百姓"劳而怨"了。孔子如此教诲，为政者、管理者能不听乎？

### 3. 贪而不欲

"欲仁而得仁，又焉贪？"什么是贪欲？那就是欲得其所不当欲，若是符合道义的、正常的欲望，那便不是贪欲。如黄式三《论语后案》言："志不在仁而别求所得者，贪也。君子之欲仁也，以天下为一家，中国为一人，求无谦（不足）于仁之中也。其得仁也，正德厚生无不和，柔远能迩无不服，慰其行仁之意也，盖始终一于仁而已。"此说可参考。再说，为政者有志于仁，便会对百姓仁爱，那么还会去贪欲、贪名、贪利、贪功、贪色、贪污吗？还会去做一个贪官污吏吗？现在之所以每年爆出这么多的问题官员，若据此条来看，便是"欲而贪"，违背了"欲仁而得仁"。

### 4. 泰而不骄

"君子无众寡，无小大，无敢慢，斯不亦泰而不骄乎？"君子为政"三无"："无众寡"，没有人的多少之分；"无小大"，没有势位、事情的大小之分；"无敢慢"，即为政要于上面的"二无"均不敢怠慢玩忽，而是兢兢业业，谨慎处置。这便是一种安泰坦然而不骄不矜不傲。

黄式三《论语后案》："以寡为可慢，讵（jù，难道，哪里）知怨不在众，匹夫能胜予也。以小为可慢，讵知事变所生，不踬（zhì，绊倒）山而踬垤（dié，小土堆）也。此其故由于骄，而其终至于不泰。"此种解读也有深意。

威而不猛——"君子正其衣冠，尊其瞻视，俨然（指庄重）人望而畏之，斯不亦威而不猛乎？"

为政者的仪表气度，应该衣冠齐正，瞻视（目光）肃正，态度俨然，使得他人望而敬畏，这就能做到威严而不凶狠。此种情况也就是子夏所说的，"望之俨然，即之也温，听其言也厉"。望而畏之，是其威也；即之也温，是不猛也；如此也便能服而畏之。正如《论语集释》言："君子口无戏谑之言，言必有防。身无戏谑之行，行必有检。""大人正己而物自正也。"

（四）《论语》"忠"与"信"的关系

《论语》将"忠信"连用，即强调人的忠诚、诚信的德行。

1. "忠信" 是人们常见的好品德

《论语·公冶长》："十室之邑，必有忠信如丘者焉，不如丘之好学也。"

2. 做人 "主忠信"

这意思是做人要以忠信两种德行为主。《论语·学而》："主忠信。"朱熹《论语集注》引程子曰："人道唯在忠信，不诚则无物。"《论语》里曾三次提到 "主忠信"，此又见于《论语·子罕》，又《论语·颜渊》："子张问崇德辩惑。子曰：'主忠信，徙义，崇德也。'"

3. 说话必须强调忠信

《论语·卫灵公》载，子曰："言忠信，行笃敬，虽蛮貊之邦，行矣。言不忠信，行不笃敬，虽州里，行乎哉?"《论语·季氏》："言思忠。"

4. "忠" 与 "信" 为孔子 "四教" 之 "二教"

《论语·述而》："子以四教：文、行、忠、信。"此可见孔子十分重视 "忠" 与 "信" 之教育对于 "成人" 的意义与价值。关于 "忠信"，《易·乾》也有说："君子进德修业，忠信所以进德也。"再如欧阳修《朋党论》："君子则不然，所守者道义，所行者忠信，所惜者名节。"此种种名言，教诲人生处世不可不 "忠信"!

（五）严防管理方面的 "四恶" 现象

1. 虐——"不教而杀谓之虐"

这是为政之一 "恶"。孔子有教诲：为政之道必不可缺少教导，如果不经常教导民众该如何走正道，而等到犯法犯罪便滥用刑杀，此就称为 "虐"，就是残酷。

2. 暴——"不戒视成谓之暴"

这也是为政之一 "恶"。孔子教诲：要民众去做事，不预先有告诫而立盼成功，此就称为 "暴"，就是暴躁。

3. 贼——"慢令致期谓之贼"

此又是为政之一 "恶"。孔子教诲：不是事先出令让人周知，而是诏令迟缓发出，却又突然要求严限时期完成，此就称为 "贼"，就是伤害。

4. 有司——"犹之与人也，出纳（一说偏义复词，'纳'字无义）之吝谓之有司"

此亦是为政之一"恶"。孔子教诲：有功当赏赐的，马上就会断然行赏，人家就会感知受惠。相反，最后同样是要给予人的，但是吞吞吐吐地又想给又不想给的样子，那么即使最后还是给了他，对方也不会感怀其惠的。这种出手吝啬的，就称为"有司"。

## 二、政治思想体系

政治思想的核心内容是"礼"与"仁"。在治国的方略上，孔子主张"为政以德"，用道德和礼教来治理国家是最高尚的治国之道。这种治国方略也叫"德治"或"礼治"。这种方略把德、礼施之于民，严格了等级制，把贵族和庶民截然划分为治者与被治者，打破了贵族和庶民间原有的一条重要界限。

孔子的仁说，体现了人道精神，孔子的礼说，则体现了礼制精神，即现代意义上的秩序和制度。人道主义是人类永恒的主题，对于任何社会、任何时代、任何一个政府都是适用的，而秩序和制度则是建立人类文明社会的基本要求。孔子的这种人道主义和秩序精神是中国古代社会政治思想的精华。

孔子晚年时期的最高理想愿望为"大同"。在大同的世界里，天下的人，不只以自己的家人为亲，不只以自己的父母儿女为爱，而是相互敬爱，爱天下所有的人，使老有所终，壮有所用，孩子们都能获得温暖与关怀，孤独的人与残疾者都有所依靠，男人各自有自己的事业，女人有满意的归宿。天下没有欺诈，没有盗贼，路不拾遗，夜不闭户，人人讲信修睦。

在政治与管理方面，孔子给人们揭示出许多的要则与要诀，如果能汲取其中的智慧加以活用，必定获益匪浅。此约略说 10 则。

### 1. 为政以德

此堪称孔子为政与管理的第一要则与要诀，此即主张"仁政"，反对"苛政""暴政"。《论语·为政》载，子曰："为政以德，譬如北辰居其所，而众星共之。"治政要以德而治，以仁为政。

### 2. 为国以礼

以礼治国在《论语》所载甚多,如《论语·先进》:"为国以礼。"《论语·为政》:"道之以德,齐之以礼,有耻且格(民心归复)。"《论语·八佾》:"事君尽礼。"《论语·八佾》:"君使臣以礼。"《论语·子路》:"上好礼,则民莫敢不敬。"《论语·颜渊》:"克己复礼为仁,一日克己复礼,天下归仁焉。"《论语·学而》:"礼之用,和为贵。"如此等等,都是以礼治国的智慧。

### 3. 政者正也

《论语·颜渊》载,季康子问政于孔子,子曰:"政者,正也。子帅(率,率领)以正,孰敢不正?""政"字有什么含义?《说文》:"政,正也,从攴,从正,正亦声。"政,就是正者管理不正者,而使之能正。"攴"(pū),小击,击打的意思,就是表示管理、管教。

### 4. 身正令行

《论语·子路》载,子曰:"其身正,不令而行;其身不正,虽令不从。"政治必定有政令、法令、号令,然而行不行,收效不收效,有一关键处,便还是看上位者的行为,上位者自己是否能以身先行,是否能够做出表率来。如果不能正己,焉能正人,焉能使政令畅行达通?

### 5. 荐举贤才

此说选择人才要则要诀。孔子曾分析为政之要,其中一条便是"举贤才"。《论语·子路》载,仲弓(即冉雍)为季氏宰,问政,其中孔子就说到了"举贤才"。

### 6. 敬事而信

《论语·学而》载,子曰:"道千乘之国,敬事而信。""千乘之国",古时根据田赋出兵,一定的田地出一辆兵车,所以从兵车的多少可以看出邦国的大小。

### 7. 节用爱人

《论语·学而》载,子曰:"道千乘之国","节用爱人"。此又说了两件要事。一是"节用"，要节约用度、节省开支，其实"节用"就是增加财富。再说，"节用"还可以养成由上至下的节俭、质朴、淳朴的好德行。当然，"节用"也不是一味地吝啬，而是当节用者必节用。如果再从今天的情况来说，那么节用地球有限的资源，就是造福于子孙后代、整个人类的大事了。二是"爱人"，是对人之仁爱，这是管理的核心问题了。管理者如果不爱人，如何行仁政？

**8. 使民以时**

《论语·学而》载，子曰："道千乘之国"，"使民以时"。意指使用民力要依据时节，不要妨碍农事，要注意时节、季节，这就是要不夺农时，如此才会民和而不会怨言四起，年丰而民足国富矣。

**9. 无欲速**

《论语·子路》载，子曰："无欲速，欲速则不达。"此也是为政者、管理者之重要戒律。孔子不是不要"速"，而是应取"无过无不及"之"速"，即可以达到的，而不是空想式的那种"速"。

**10. 无见小利**

《论语·子路》载，子曰："无见小利"，"见小利则大事不成"。见小利图浅近，则心易满足，昧于远大；所得者小而所失者大，终究不能大成。志气大，志量广，则远见卓识，所图亦远，规模自别，不为浅近所蔽，故能成就宏图大业。

### 三、经济思想

孔子的经济思想最主要的是重义轻利、"见利思义"的义利观与"富民"思想。这也是儒家经济思想的主要内容，对后世有较大的影响。孔子所谓的"义"是一种社会道德规范，"利"指人们对物质利益的谋求。在"义""利"两者的关系上，孔子把"义"摆在首要地位。他说："见利思义。"要求人们在物质利益的面前，首先应该考虑怎样符合"义"。他认为"义然后取"，即只有符合"义"，然后才能获取。在《论语·子罕》中孔子甚至主张"罕言

51

利"，即要少说"利"，但并非不要"利"。《左传·成公二年》记载，孔子认为干不符合道义的事而获得富贵，就如同浮云一样，不屑于用不义的手段取得富贵。孔子还认为，对待"义"与"利"的态度，可以区别"君子"与"小人"。有道德的"君子"，容易懂得"义"的重要性，而缺乏道德修养的"小人"，则只知道"利"而不知道"义"。这就是孔子在《论语·里仁》中说的"君子喻于义，小人喻于利"。有人认为孔子既然重"义"，则势必轻视体力劳动。这种观点是错误的。《论语》中记载他对想学农的弟子樊迟十分不满，骂他是"小人"，这是因为孔子认为人要有更大的理想和追求，要承担的是更大的责任。他要让他的学生成为价值的承担者而不是一个普通农夫。

## 四、教育思想

《论语》领航文化的要素：仁、义、礼、智、信，要深入人心，安邦治国，还要重视教育，于是孔子提出了比较系统的教育文化理念，对今天现代医院管理，尤其是医院人才的培养具有指导意义。

1. "有教无类""经邦济世"的教育观，"因材施教""启发式"的方法论

孔子教育学生要有老老实实的学习态度，要谦虚好学。他要求学生时常复习学过的知识，以便"温故而知新"。要求学生对新知识引申拓宽、深入，"举一而反三"。

2. 提倡"有教无类"

孔子在中国历史上最早提出人的天赋素质相近，个性差异主要是因为受后天教育与社会环境的影响（性相近，习相远）。因而人人都可能受教育，人人都应该受教育。他提倡"有教无类"，创办私学，广招学生，打破了奴隶主贵族对学校教育的垄断，把受教育的范围扩大到平民，顺应了当时社会发展的趋势。

3. 主张"学而优则仕"

孔子的教育目的是要培养从政的君子，而君子必须具有较高的道德品质修

养，所以孔子强调学校教育必须将道德教育放在首要地位。（"弟子入则孝，出则悌，谨而信，泛爱众，而亲仁。行有余力，则以学文。"）

**4. 道德教育的主要内容是"礼"和"仁"**

其中"礼"为道德规范，"仁"为最高道德准则。"礼"是"仁"的形式，"仁"是"礼"的内容，有了"仁"的精神，"礼"才真正充实。在道德修养方面，他提出立志、克己、躬行、内省、勇于改过等方法。

**5. "学而知之"是孔子教学思想的主导思想**

在主张不耻下问、虚心好学的同时，他强调学习与思考相结合，认为"学而不思则罔，思而不学则殆"，同时还必须"学以致用"，将学到的知识运用于社会实践。

### 五、以《论语》为核心的领航文化系统管理思想

怎样发挥中国传统文化在医院管理中的作用，我们可从儒学文化中提炼其管理思想，并进行深刻的理解、消化、分析，这对我们医院管理可说是极宝贵的智慧财富。

**1. 修身、齐家、治国、平天下的系统管理思维**

古人为什么把修身放在第一位呢？就是做事先做人。做事先做人是为人处事、工作生活的一条金科玉律。"修身"是指自我提高自身修养、自身素质、自身文化和自身品德并使其更加完善。人生要取得成功，首先要修炼内功，提高自身的品德修养。作为现代医院的管理者，在教育职工和管理职工之前，首先要"正人先正己"，提高自身的政治素养，并做到清正廉洁、洁身自好、言行一致、不断学习。要求别人做到的，自己要先做到。要求别人不做的，自己绝对不能做。同时，管理者要牢固树立全心全意为人民服务的理念，积极为临床医护工作服务。之后，教育职工，做医生就要像白求恩大夫那样，毫不利己，专门利人；做护士，就要像南丁格尔那样，敢于奉献，不求索取。努力实现"一切为病人服务"的价值观。这样的领导和职工就是我们现代医院管理所需要的。

### 2. 以仁为本，仁者爱人

儒家思想以"仁"为核心，又称"仁学"，"仁"为"爱"之中心，"爱"为"仁"之外现。儒家"仁爱"学说不仅要求人们的一切行为都符合"仁义道德"的规范，而且要求人的道德修养达到"仁"的精神境界。医学的服务对象是人，医学的宗旨是治病救人。在儒家仁爱思想的影响下，我国传统医德提出"医乃仁术"，认为医术是爱人、救治性命的技术，医学是济世、拯救人类疾苦的科学。历代医家受医本仁术思想的影响，要求医家对病人要有仁爱之心，注重人的生命，尊重人的人格。仁者"爱人"，就是推己及人，把对自己之爱、对亲人之爱，推广到对一切人的爱。《论语·雍也》："夫仁者，己欲立而立人，己欲达而达人。"《论语·颜回》："己所不欲，勿施于人。"这是一种博爱的精神，它提倡尊重人、理解人。

### 3. 以义为重，义中生利

"义"是指人有认识客观事物的能力，懂得遵守社会公德，并肯定事在人为，通过人的自觉活动来改变自然和现实社会。要成功经营医院，最重要的是确立正确的经营之道，而经营之道中最主要的是如何处理好义与利的关系。现代医院不可能不需要"利"的支撑，如果没有"利"的支撑，"义"也就成了无本之木，但对利的追求要有合理的边界和限度，要有基本准则。无法否认，在市场经济条件下，几乎一切活动都与市场发生关系，医学与保健服务当然不例外。医学科学研究需要资金，需要从市场得到支持，保健服务也需要从市场得到补偿。但是，受市场经济和社会大环境的影响，医院的价值取向发生了偏差，医院工作的重心偏向了经济创收，在一定程度上影响了医疗质量和服务质量，如大处方、乱检查、乱收费，甚至有的医院与药厂联合销售假药欺诈患者。还有的医院唯利是图，漠视生命，见死不救。这些做法和行为的社会影响恶劣，必然会引起群众的不满。

医疗服务的社会功利性决定了医疗服务是一项经济活动，它必须讲究服务的经济效益，但医疗服务不可以唯利是图，经济利益互惠要求医院提供给患者适宜的医疗并进行合理收费。医疗机构首先是一个社会组织，它不能脱离社会而存在与发展，医院如果背离了职业特性，就得不到病人与社会的信任，医院也就远离了其社会使命。医疗服务的基本目标是社会公众利益最大化，在医院就是病人效益最大化，优先满足群众对这种利益的追求，这是医疗服务中始终应占主导地位的价值取向。医者要将病人作为其服务的对象，决不能当作获利的工具。因此，医疗机构的经营应与社会协调发展，以社会卫生资源、医疗服务形式为公众健康服务，并获取社会回报。

**4. 以礼为上，以和为贵**

医院管理到一定水平，推进"诚信管理、创新管理、智慧管理、系统管理"的同时，精细化管理尤为重要。除了管理流程上的精细化管理外，医院管理文化也应该从"以礼为上，以和为贵"做起。"礼"在儒家伦理思想中泛指各类典章制度、社会习俗、礼仪规范。"礼者，天地之序也"，可以理解为礼制的意思。儒家所重视的并不只是礼的外在形式，而是体现在礼的形式之中的社会道德功能和意义，要求社会成员按照自己所处的地位去扮演合适的角色。医院是社会的有机体，其组成成员是社会中的个人，必须遵循社会的一些公共准则，和谐医院应该是具有和谐的员工关系、医患关系、社会关系以及稳定有序、利益协调发展的医院。作为医院经营者，应以"礼"来规范其行为准则。现代医院应该在义与利之间保持合理的张力，以德为先，讲究诚信、权利、义务，又不失公允、平衡，遵守道德伦理规范和法律法规。医疗服务业专业分工和市场细分越来越精致化，医院之间应当进行充分有效的合作、协调和互利互惠，而不能靠垄断、恶性竞争而生存。医疗服务市场作为人类生活与交往的一项有效制度安排，蕴含着特定的道德原则和规范，如效率、公平和公正、自由和秩序、权利和义务及诚信等，只有遵循这些道德原则和规范，才能营造有序而高效的医疗服务市场。医院要按照和谐发展的要求，正确处理自身发展与社会发展、经济效益与社会效益、眼前利益与长远利益的关系，把履行社会责任、加强社会交流放在突出位置，努力构建健康和谐的医院社会关系。

**5. 以智为先**

"智"通"知"，是指聪明智慧的品德，包括知人之智、知事之智、知物之智、自知之明。儒家相信，人有认识事物的能力，而任何事物都是可以被认识的。今天我们借助五常之"智"来提倡崇尚知识、追求真理的精神具有非常重要的意义。

儒医不仅把儒家伦理道德引入医学实践领域，而且注重自身的"修身养性"，不仅在商业活动中充分运用自身的才智，而且还善于调动发挥人才的作用。儒者即品学兼优的人，在趋向于工业化的社会中，最需要的尤为具有儒者气象的"儒商""儒医"及有儒者风度的技术人员和管理人员。医院管理者除自身应有较强的政治业务素质外，还必须具备较高的人文素质，成为医院人文关怀的模范实践者。

随着社会的发展，医生不仅要符合对其专业技能更高、更全面的要求，而且要应对日趋复杂的执业环境、医患关系，这就要求医生除了掌握扎实的专业技能，还必须不断提高人文素养。提高医生的人文素质，以及处理人与自然、人与社会、人与人的关系和自身的理智、情感、意志等方面的能力和水平，形成高尚的道德情操、高品位的人格修养以及创造性思维能力和多维知识视野，使医务人员真正理解"健康所系，性命相托"的责任感，这是加强医生人文素质教育的目的。广大医务人员要认识到，一个真正杰出的医生，不但有学术医术上的造诣，而且要有睿智、广阔的人文视野，在自己的内心深处建立良好的道德良知和社会责任，通过自己的言行使病人得到安慰，增强其战胜疾病的信心。

### 6. 以信立业，诚信第一

这是传统领航文化当中重要的诚信管理要则。"信"是儒家伦理思想的重要范畴之一，泛指诚实不欺、讲信用的品德。在儒家思想中，"诚信"思想被视为贯穿天地万事万物的基本准则，是天地之道，为人之本。这等于是把"诚"作为至高无上的价值源头来看待，要取信于人，根本在于"反身而诚"。"诚信"是儒教伦理思想的基石，而这个基石对当今医院管理同样具有支撑作用。诚信作为医院的核心价值观和文化理念，是医院文化建设的一项重要内容，是医学伦理道德的重要组成部分，是医院的第一核心竞争力。诚信是医院对社会的一种责任和义务，从某种意义上来讲，它高度体现和集中反映了医院主要领导的职业操守和医务人员的品质修养。

从医学伦理学范畴看，诚信的内涵表现在：对患者给予应有的真诚和负责；对患者给予的治疗不应以经济利益为主要目的，应给予患者安全权和知情权等权利。诚实医疗，讲究信誉，可以满足患者对技术水平、检查设备、治疗手段的要求。因此，医院在经营过程中，要切实减轻病人的负担，规范开药、合理检查，严禁拿"红包"、吃"回扣"、开大处方和开单提成，以合理、经济的方式为病人治好病；要严格执行国家医疗收费标准，增加收费透明度，让病人明明白白看病；要尊重病人权益，"推己及人、将心比心"，设身处地为病人着想，尊重病人的意愿和权利；遵守政策法规，不做违背社会公德、有损于公共利益的事等。

医疗服务是一个特殊的服务行业，虽然它也有市场份额及经营管理问题，但医院毕竟不是商场，医生也不是商人，医药更不是简单的商品。医院的经济效益只有通过发扬人道主义精神，实现医学目的之后才有可能实现。这样做的结果，将赢得信誉，从而赢得病人，赢得市场。医院要从人性化服务的要求出发，制定明确的医疗服务诚信准则，把诚信准则转化为自觉行为，并使医院诚信与员工个体诚信同步协调。

总之，随着医疗体制改革的深化，医疗市场引入了竞争机制，打破了垄断，医院管理的重要性更加彰显，而提高医院管理水平，不只在于制度与技术层面，以加强内涵建设为中心的传统伦理支持下的道德管理将日益发挥重要作用。医院的性质和宗旨等决定了在和谐医院建设中不仅需要规章制度的硬约束，更需要能体现道德伦理的软约束，建设和谐医院仍要把道德作为重要目标和手段。良好的医院管理道德是比经营实力更重要的道德实力，它决定医院所有经营活动的优劣，决定医院是否能与内外利益相关者保持和谐并得到广泛支持与合作。

# 第四节 《中庸》：至诚、至圣、至善

有些人从字面上认为，中庸就是做事无原则，为人无主见，做老好人。其实，这是一种认知上的误解。"中者，天下之正道；庸者，天下之定理。"所谓"中庸"，就是人们根据事物的演变规律和客观事实，平衡各种极端冲突，从而达到对事物的度的正确把握和对关系的良好协调以寻求突破和发展。从这个意义上说，中庸之道正是一种循"道"、循"规"而行的科学方法论。在现代医院管理中，有许多案例能佐证"中庸之道"是医院管理成功的最重要的法宝之一。那么医院如何更好地将"中庸之道"融入现代医院管理之中呢？中庸之道实际上是系统管理中的一种平衡之道，在一定的内外部环境条件下，是维持事物平衡发展的智慧与科学方法，不是绝对的平衡，而是有条件的平衡，是进步发展中的平衡，任何失衡的行为均会使事物发展退步或者成为社会进步的障碍。

## 一、《中庸》文化三要素的内涵与意义

《周易》中的四要素"元、亨、利、贞"，其中"利"，意指"和"。平和、平衡，万事万物除了需要生化、运动之外，还要有一定的平衡才能维持常态。而《中庸》给出了在"天人合一"的哲学观下，一种在事物平衡中求发展的基本原理与智慧方法。正如姚淦铭教授所讲，《中庸》没有多少字，但是一旦走进《中庸》，恰似走进一座充满深邃思想与智慧的殿堂。在《中庸》里面，存心养性之理、穷神知化之方、聪明睿智之法、天人合一之机、治乱存亡之候，具载于书。《论语》主要是就下学而上达中的下学方面立教，故最为切实；而《中庸》则提出道德的最高境界与标准，指出人类可由其德行之成就，以与其所居住之宇宙相调和，并进而有所致力。《论语》对修己以安人、修己以安百姓这一类的问题谈得不少；《中庸》继承了这一方面的思想而进一步加以系统化。但《论语》几乎没有谈到人与天的关系。而人类文化发展到某一

阶段，对于其所居住的宇宙，必然会由原始性的猜疑畏惧，发展到要求与之有一种调和的关系，或对之有一种责任感，而希望将其归纳入自己的生活范畴。人类可以用宗教这一条路来满足此种要求，可以用艺术这一条路来满足此种要求，可以用科学这一条路来满足此种要求；而儒家则系用道德这一条路来满足此一要求，《中庸》一书，在这一点上进行了充分的发挥。而《中庸》中的至诚、至圣、至善，则是中国传统领航文化要素的组成部分。

至诚，如《中庸》第22章所说：至诚—尽人之性—尽物之性—赞天地之化育—与天地参。这说明《中庸》阐扬了人可以与天地并列为三，"赞天地之化育"，并"与天地参"。这是一种高扬的创造精神，又是人与天地和谐共处的诗性的生存状态。真诚，意思是自己成全自己。而道，意思是自己引导自己。真诚贯穿万物的始止，没有真诚就没有万物。本书作者倡导的诚信管理领航文化与方法，正是据此而得。

"诚者，不勉而中，不思而得，从容中道，圣人也。""至诚之道，可以前知。""故至诚如神。""诚者物之始终，不诚无物。是故君子诚之为贵。"如果将这些《中庸》中的观点抽绎概括，那么《中庸》的"诚"主要有三个维度的含义：一是从人的维度来说，"诚"就是人格、道德上的诚信、诚实之"诚"；二是从形而上学的维度来看，"诚"就是宇宙的、自然的、天地之间的"道"的"诚"，道的实存、实在、真实；三是从特殊的鬼神的维度上来看，古人认为鬼神也是"诚"的，因此《中庸》又多论鬼神及其"诚"。

《列子·汤问篇》里面有个故事《愚公移山》，家喻户晓。毛泽东还有一篇名文就叫《愚公移山》（1945年），鼓舞了无数的革命志士。《愚公移山》是篇不到400字的哲理美文，值得一录：

> 太行、王屋二山，方七百里，高万仞。本在冀州之南，河阳之北。北山愚公者，年且九十，面山而居。惩山北之塞，出入之迂也，聚室而谋曰："吾与汝毕力平险，指通豫南，达于汉阴，可乎？"杂然相许。其妻献疑曰："以君之力，曾不能损魁父之丘，如太行、王屋何？且焉置土

石?"杂曰:"投诸渤海之尾,隐土之北。"遂率子孙荷担者三夫,叩石垦壤,箕畚运于渤海之尾。邻人京城氏之孀妻,有遗男,始龀,跳往助之。寒暑易节,始一反焉。河曲智叟笑而止之,曰:"甚矣,汝之不惠!以残年余力,曾不能毁山之一毛,其如土石何?"北山愚公长息曰:"汝心之固,固不可彻,曾不若孀妻弱子。虽我之死,有子存焉;子又生孙,孙又生子;子又有子,子又有孙;子子孙孙,无穷匮也,而山不加增,何苦而不平?"河曲智叟亡以应。操蛇之神闻之,惧其不已也。告之于帝。帝感其诚,命夸娥氏二子负二山,一厝朔东,一厝雍南。自此冀之南,汉之阴,无垄断焉。

愚公之"诚",感悟了家人,感动了众人,感化了智叟,感应了天帝。于是天帝命令大力神夸娥氏的两个儿子背走了两座大山。《中庸》第23章曰:"唯天下至诚为能化。"这里可以体味一番别样的"至诚"而"能化"的滋味。清代黄宗羲说:"愚公移山,精卫填海,常人藐为说铃,贤圣指为血路也。"(《张苍水墓志铭》)邹韬奋曾说:"昔人称'愚公移山'等于神话,现在以'人力移地',竟成事实。"(《抗战以来·沦陷区同胞的艰苦奋斗》)这里虽是举例点滴,却可以看到一种鼓舞人心的"至诚如神"的精神力量。

《中庸》:"其次致曲,曲能有诚,诚则形,形则著,著则明,明则动,动则变,变则化,唯天下至诚为能化。"

如何做到《中庸》文化三要素,可以深入细化地系统分析,通过提升境界的演进路线与层次跃进,归纳出这样一条线索,并略说之:曲—诚—形—著—明—动—变—化。

"曲能有诚"——能够把这样细小的善事、善举推至其极,那么就有了"诚"。如张居正所说:"夫一偏之曲,既无不致,则有以通贯乎全体,而无不实矣,所以说'曲能有诚'。"由点滴功夫,渐渐累积起来,终至于通观全体,那么就无不诚实了。

"诚则形"——"诚"在心胸中的累积越来越多,那么必定显形于外。张居正说："诚既积于中，则必发于外，将见动作威仪之间，莫非此德之形见矣。"

"形则著"——内心诚实不仅会表现出来，而且还会表现得日益显著。张居正说："既形，则自然日新月盛，而愈显著矣。"

"著则明"——日益显著就会更加光明磊落。张居正又说："既著，则自然赫煊（xuǎn）盛大，而有光明矣。"

"明则动"——光明磊落就会使别人感动。张居正又说："盖实德之积于中者日盛，故德容之见于外者愈光，内外相符之机，有不容掩者如此。"

"动则变"——使别人感动就会使人发生转变。张居正又说："诚既发于外而有光明，则人之望其德容者，自然感动，而兴起其好善之心矣。既动，则必改过自新，变其不善以从吾之善矣。"

"变则化"——使人发生转变就会使社会产生好的教化。张居正又说："既变，则久之皆相忘于善，浑化而无迹矣。"

至圣，《中庸》第31章："唯天下至圣，为能聪明睿知，足以有临也；宽裕温柔，足以有容也；发强刚毅，足以有执也；齐庄中正，足以有敬也；文理密察，足有别也。"最后由内圣而至于外王，而能"配天"了。《中庸》赞颂了内圣外王的理想政治哲学，首先是自己内在的德行充实，而后再使得他人的德行充实，最后成就一切。

至善，清代魏源曾说："《中庸》明善先于诚身，择善先于固执，学问思辨先于笃行，虽并进互发而自有先后也。"这里有先后本末的问题，然而总的来说，是从明善、择善始，而会通"知"与"行"，能成己也能成人，促进社会和谐与进步，最后回归于"至善"。《中庸》在知行合体的社会实践原理上也是表现得鲜明突出。人要择善固执，要诚且明，还要学问思辨行。

**二、《中庸》文化三要素对现代医院领航管理的指导作用**

现代管理的主体是人，对人就必须做到至诚、至圣、至善。政治的管理、医院的管理以及其他诸多管理，其关键就在于人。《中庸》里有许多可以让我们咀嚼的哲学与智慧，体现在"诚信管理、创新管理、智慧管理、精细管理、系统管理"的方方面面。

（一）"为政在人"的管理之道

1. 为政在人

《中庸》第20章记载，鲁哀公问孔子怎样管理政治。孔子回答说，关于周文王、周武王管理天下国家的道理都已经明白地记述在典籍上。虽有了记载下来的经验可以作为借鉴，但是并不等于能治理好国家，由此孔子转入了一个极其关键的问题，即人的问题：为政在人。周文王、周武王是古代的圣贤之王，他们创立了周朝，其政治成功的经验就是"为政在人"：一是从最高领导者来说，文王、武王首先自己立志做圣明之人、圣贤之王；二是从辅助者来说，他们有姜太公、周公、召公等一批贤臣辅佐。上者，有如此明君；下者，有如此贤臣，所以会取得治政的成功。孔子用所列举的周文王、周武王治政的成功典范来阐述"为政在人"的道理与智慧，也可以类推至于今天的管理。一个企业也是如此，如果上有励精图治者，下有忠心认真者，有这样两种人来管理，那么企业必定可以做大做强了。

2. "人存政举"与"人亡政息"

这是立政非难、得人为贵的深刻智慧。孔子明确地说："其人存，则其政举；其人亡，则其政息。"意思是，有像文王、武王以及那样一批贤臣存在，则治政就能成功实施；那样的人不存在，则那种治政就歇息了。管理的关键即在此。哪怕有最好的经验典范在那里，还是要人去学习、实践、推行。人的关键作用又在于两个方面：一是在于最高管理者的贤明与才能，二是在于最高管理者的下面是不是大有人才。有这两种人在，管理与事业就兴旺；反之，没有这两种人存在，那么就衰退，就覆灭。古谚云"得人心者得天下"，又言"得人才者得天下"，这是纵观天下古往历史所得出来的要则，衡之于古，核之于今，绝非虚言；验之于中土，证之于外域，也绝非空论。

3. 以人治人

《中庸》第13章还揭示了另外一种管理智慧："以人治人。"《中庸》第

13 章载孔子曰："道不远人。人之为道而远人，不可以为道。"这是说，道是不能远离人的，假若离开了人来行道，道就推行不了。孔子又曰："故君子以人治人，改而止。忠恕为道不远。施诸己而不愿，亦勿施于人。"这是说，君子以人本来具有的人道来治人，能让对方改正了、停止了，就行了。能够做到忠与恕，那就离道也不远了。别人施加给自己却又不愿意接受的，也不要去施加给别人。

这里对"以人治人"的内涵略说三点：一是，用原本起码的做人的道理来治人，教导他人与引导他人，但是不要过分地要求与苛责他人。此如张居正说："盖为人的道理就在各人身上，是天赋他原有的，所以君子就用人身上原有的道理，去责成人。如责人之不孝，只使之尽他本身上所有的孝道。责人之不弟（悌），只使之尽他本身上所有的弟（悌）道。其人改而能孝能弟（悌），君子便就罢了，更不去分外过求他。推之凡是，莫不如此。这是责之以其所能知能行，非欲其远人以为道也。"二是，"以人治人"而能够做到忠和恕，那就离道也不远了。《论语》中孔子反复强调"忠恕"的问题，他曾经对曾子说"吾道一以贯之"，曾子很了解自己的老师，《论语·里仁》明确地揭示出："夫子之道，忠恕而已矣。"三是，别人施加给自己，又不愿意接受的，也不要去施加给别人。这是"以人治人"的换位思考，将自己的心来比他人的心。《论语·颜渊》载，子曰："己所不欲，勿施于人。"《论语·雍也》又曰："己欲立而立人，己欲达而达人。"

### 4. "人道敏政"与"地道敏树"

《中庸》第 20 章载孔子曰："人道敏政，地道敏树。夫政也者，蒲卢也。"这是说，君臣这两种人相处得当，就能使得政令快速地推行。这就像土地一样，土地肥沃滋润，那么种植的东西就会快速生长。孔子还打了个比方，政治就像蒲苇一样，与其他草木相比较，它生长得特别快速。其中的"敏"字是说快速，此尤其该引人警醒。我们看到，在滚滚商潮中不少企业迅速崛起，但不多久又快速败亡。一个企业，一个团体，一个地方，乃至一个朝代，"其兴也勃焉，其亡也忽焉"的例子真是太多了。我们可以深入琢磨其中的道理，而其"勃焉""忽焉",都是讲的一个"速"字,也就是《中庸》这里所说的"敏"的问题。"人道敏政"与"地道敏树",能不引起管理者的高度警觉吗?其中可作正反思维,此既有可以快速地勃兴的"敏",也有可以快速地灭亡的"敏"。所以对于此种"敏",管理者当特别地敏感其"敏",敏悟其"敏",灵敏其"敏",敏慧其"敏",敏行其"敏"。

为什么管理的关键在人?因为管理之道,是要人去探索的,是要人去执行的,是要人去发扬光大的。《论语·卫灵公》载,子曰:"人能弘道,非道弘人。"只有人才能弘扬道,不是道来弘扬人。此在管理中也是应该汲取的智慧。

(二)《中庸》中的"九经"

"九经",即治理天下国家的九条原则、准则、常规。《中庸》第 20 章:"凡为天下国家有九经。"此中又可以体悟医院管理学的智慧。我们分条细说"九经"。

1. 修身

《中庸》:"修身则道立","齐明盛服,非礼不动,所以修身也"。修身是根本,本立则道也立。至于斋戒沐浴,身心明洁,身穿盛服,非礼不动,这是古人用来修身的方法。今天的管理者,要懂得修身是根本,修身才能确立正确的管理之道、成功之道;当然修身之法,则不必仅仅拘泥于古人的做法了。

2. 尊贤

《中庸》:"尊贤则不惑""去谗远色,贱货而贵德,所以劝贤也"。尊重贤者,则接受贤者的指点而不惑。要除去谗言小人,远离女色,看贱货物,贵重品德,这是用来劝勉贤人的方法。对照今天一些管理者的失误、失足、失败的原因,就在于悖逆了这一条。

3. 亲亲

《中庸》:"亲亲则诸父昆弟不怨","尊其位,重其禄,同其好恶,所以劝亲亲也"。亲爱亲人,则诸叔伯、兄弟不会怨恨,尊崇其位,重赐其禄,同其好恶,这是勉励亲爱亲人的方法。今天商界有好多的家族企业,怎样管理好家族企业?此条智慧也许特别有用。

### 4. 敬大臣

《中庸》："敬大臣则不眩""官盛任使，所以劝大臣也"。敬重大臣，则不会迷惑；官员众多，但能听任使用，这就是勉励大臣的方法。今天可以活用这条智慧。比如企业里，高层领导怎样管理与使用中层、基层的领导？此条值得重视。

### 5. 体群臣

《中庸》："体群臣则士之报礼重"，"忠信重禄，所以劝士也"。能体恤群臣，那么士人的报答就会厚重；对他们能够忠和信，并重赐利禄，这就是用来勉励士人的方法。今天在医院管理中怎样对待研究人员、科技人员、职员等，此条智慧很睿智，足可深入揣摩之。

### 6. 子庶民

《中庸》："子庶民则百姓劝"，"时使薄敛，所以劝百姓也"。像对待子女一样来对待民众，且不误农时地使用民力，能赋税轻薄。这就是勉励百姓的方法。今天此条智慧，亦然可以借鉴。管理者要全心全意地亲民，不仅要全心全意地为就医者服务，而且要想着为医院的全体员工服务。

### 7. 来百工

《中庸》："来百工则财用足"，"日省月试，既禀称事，所以劝百工也"。招来各种工匠，那么财用就丰足。每日省察，每月考查，发给的薪金与粮食等报酬与做出的绩效相称。"既（xì）禀（lǐn）"即"饩廪"，指薪金、粮食等报酬。这就是勉励百工的方法。今天对待医院的员工，怎样考核，又怎样付给相称的报酬，此条管理智慧足可参考之。

### 8. 柔远人

《中庸》："柔远人则四方归之"，"送往迎来，嘉善而矜不能，所以柔远人也"。安抚怀柔，即优待远方来的客人，则四方趋归之。送往迎来，嘉奖善者而同情能力低下者，这是"柔远人"的方法。今天此条也可用于人际关系的处理中，比如对于远方来客、经商者等，此条智慧很有用。

### 9. 怀诸侯

《中庸》："怀诸侯则天下畏之"，"继绝世，举废国，治乱持危，朝聘以时，厚往而薄来，所以怀诸侯也"。"怀诸侯"即安抚诸侯，其效果是使得天下都畏惧。其做法便是"继（延续）绝（已经断绝）世（世家），举（复兴）废（废亡）国，治乱持危，朝聘（诸侯定期朝见天子聘问）以时，厚往而薄来"。今天虽然早就没有天子与诸侯一类的事情了，但是我们从这里不妨体悟，比如总部与分部、领导层与被领导层之间关系处理的智慧与技巧。

### （三）"九则"系统中的管理智慧

《中庸》还有许多系统管理智慧，如碎金闪烁，似屑玉晶莹，这里采撷、拾掇之，再述七则智慧。

### 1. 人性化管理智慧

人性是什么？《中庸》第 1 章："天命之谓性，率性之谓道，修道之谓教。"这一关于人性问题的理念在管理学中就得好好琢磨。什么是人性？人性，是人区别于其他生物的本性。首先，人性是在其生命、生存、生活过程中所表现出来的自然属性的集合。人有与生俱来的生理上本能欲望的人性显现，如食欲、性欲、享受欲、进攻欲、获取欲等。其次，人还有在特定的社会、经济、文化背景下在具体环境中所表现出来的人性。这些表现形态在现实中体现为种种心理和行为的需要，如人的交往、理解、爱、尊重以及自我实现中表现出来的善良、同情、正义、仇恨、妒忌、邪恶等善恶心理和情绪。因此《中庸》开篇首句，值得从管理维度上深切体会之。

### 2. 管理中的人性的理解与抚慰

我们来看看小孩子的哭泣，可以对人性理解与抚慰有一定启发。哭是儿童的一种自然语言，因为生来太柔弱与无助，体力的限制也太多，在有所需求而无法满足时，儿童就悲泣与啼哭。他们感到饥饿、口渴、冷热过度、疲倦但又受到阻碍时，就只好以哭来表示。父母应该了解儿童此刻的生理与心理需要，适时地给予满足，孩子就不会无端地哭泣。

明乎此，则亦然明白人性化的管理就要遵循"率性之谓道"，只有遵循人性而施行的管理，才是得其道。管理就是要有人性的理解与抚慰，当然还有积极的引导。管理中若反人性而动，就不得道矣。

### 3. 人性化管理的"变"与"不变"

细细观察，人性也是在悄悄地变化着，在社会、时代、经济、文化合力的推动下，人性中的许多东西在变化。人性化管理既要以"不变"应"变"，又要以"变"应"变"。其一，以"不变"应"变"，即无论怎样，人性化管理这一条要"不变"，忘记这一条是不行的，便会失去人心。其二，以"变"应"变"，即面对人性之变化，管理者要敏感、敏察、敏变，及时研究调整方法、方式和策略，满足引导人性的"变"。

一个企业家举出这样的例子，值得回味。部门经理常抱怨，一个职工来到企业的时候，什么都不懂，干了两年辞职了，没有良心。总裁跟他说：活该！为什么辞职？来的时候，一个月给他一千元，他还求你，为什么？什么都不懂，刚毕业。通过你手把手教他，教了两年，他学到了很多的知识，很多的技术。你还是给他一千元，他不走他是傻瓜。问题出在企业这里，而不是出在职工这里。如果从人性化管理的理念来解读，便可从深层悟出很多道理。新来的员工其"人性"的关注点：一是能留下来，二是学点本领，三是拿点工资过日子。但是过了几年，他的"人性"关注点不同了：一是有了本领，待遇要上去；二是，此处不留我，自有留我处；三是这里待遇、感情好于他处，我便留下来，若不满足则跳槽了。因此，管理者要对此种变化保持敏感性，遵循人性之道而引导之，这就是合格的领导。

总之，企业管理要顺应人性、遵行人性之路径，否则违背人性的管理不是成功的管理，因为违背了人性也就背离了道。

### 4. "诚"与"明"的管理智慧

《中庸》第21章："自诚明，谓之性；自明诚，谓之教。诚则明矣，明则诚矣。"有这样一个管理故事：第二次世界大战期间，美国军方需要大量的降落伞，然而商家生产的降落伞的合格率一直不能使军方满意。其中一家厂家的产品合格率虽然达到了 99.9%，但是从宝贵的生命角度来考量，如果有 1000

个人跳伞的话，就会有一个人死于降落伞的不合格的质量上。军方终于想出了一个高招，那就是在抽检降落伞质量的时候，由军方人员试跳改为要求厂家负责人试跳。这样一来，厂家再也不敢放松生产中的任何一道环节，合格率终于达到了100%。这个案例可以从好多角度去解读，如果从《中庸》的角度去解读，那么做人、做事、管理、经商都要贯彻一个"诚"与"明"的理念。

一位企业家对诚信有着深刻理解，比如很多人认为履行契约就是诚信，但是这位企业家认为，履行自己的契约是应该的，这还不能算是真正意义上的诚信，关键是在于信息不对称的时候，能不能做到诚信。例如一个人去看医生，两副药方都能治好，一个是10元，一个是50元。这个时候看医生能不能做到诚信，就看医生开哪一副药方。所以诚信的最高境界就是替对方着想，至少能通过合作达到双赢。这也包括企业与职工的关系、企业与消费者的关系、企业与合作单位的关系、产品与消费者的关系等。这就是企业中的一种"诚"与"明"的理念，以"诚则明矣，明则诚矣"进行教育，应当是企业文化的重要一环。

### 5. "强"的智慧与管理理念

现代管理到处在讲究"做大"，并讲究"做强"，"做大做强"似乎成为各级管理者的共识了。一个个企业也无不在追求"做大做强"。我们不妨来剖析一下孔子的智慧，体味这位圣人关于"强"的睿智。

《中庸》第10章中有一段非常有意思的师生对话，那是子路请教孔子关于"强"的问题。子路问强。子曰："南方之强与？北方之强与？抑而强与？宽柔以教，不报无道，南方之强也，君子居之。衽金革，死而不厌，北方之强也，而强者居之。故君子和而不流，强哉矫！中立而不倚，强哉矫！国有道，不变塞焉，强哉矫！国无道，至死不变，强哉矫！"子路请教孔子，问怎样才算刚强。孔子的回答说出了四种"强"：①南方之强。南方人之"强"，用宽恕柔和的态度教导人，对于别人的横暴无理，也不加以报复，这是南方人的刚强。但是，这种"强"还算不上中庸之道，因为太忍让了，有些"不及"。不过比较起来，君子还是近于这一类，因为较接近"强"的义理、君子的道义。

②北方之强。北方人的"强"，是连睡觉都以刀枪盔甲为枕席，在战场上拼死也不后悔，这是北方人的刚强。强悍的人属于这一类。这种"强"也算不上中庸之道，因为有些"过"了，而"过犹不及"。③子路认为的那种强。子路自己所表现出来的就是一种戆头戆脑的强硬。④真正的君子之"强"。真正的君子之"强"，是得到中庸之道的"强"，主要表现在四个方面：①"和而不流"——君子能与他人和谐相处，但是绝不无原则地随波逐流。用到管理上来，虽然今天处处讲竞争，时时谈拼搏，但是"和而不流"让我们有了一种超脱的理念。虽在做强、争强、竞强，但是不流同一般，心胸自有准则，故而不做那种恶性竞争、倾轧式的斗争，而是能够和谐相处。②"中立而不倚"——君子中正独立，绝不偏倚一面。用到管理上来，是自己能卓然守正，屹立于原则，坚定不移，绝不向邪恶倾斜屈服，也绝不被一些势力左右，走自己选择的正确的路。③"国有道，不变塞焉"——孔子说，君子若处于国家政治清明、天下太平的有道之时，不应改变当初穷困阻塞的操守。④"国无道，至死不变"——孔子说，君子若处于国家政治黑暗、天下纷乱的无道之时，至死也不变操守。

孔子说，能做到这四者，才是真正的"强"。此便是"强哉矫"。"矫"通"趫（qiáo）"，强盛的样子。我们或许从中可以获得许多的灵感，作为政府官员、企业家、管理人员都可以深入思考孔子所说的"强"的深理。确实，真正的"强"不是表现出一味地强权、强势、强硬、强横、强迫、强逼、强制、强暴，如此之逞强，必至刚愎自用，暴戾无常，最终没有好结果。《道德经》曰："强梁者不得其死。"《荀子·劝学》曰："强自取柱（断）。"物性过硬则反而容易折断。此真乃智者的深邃之论。看看历史上最典型的强秦，也是暴秦，就是一个短命的王朝。其中一条教训，就是只求强而暴，不晓宽而柔。孔子说："宽柔以教，不报无道。"要言之，强中有柔，柔里寓宽，强柔互用，辩证中庸，这在管理中可以活而化之，化而用之。

**6."豫（预）则立，不豫（预）则废"的管理智慧**

《中庸》第20章："凡事豫（预）则立，不豫（预）则废。""豫"，预先，事先有准备。此原文的意思是，无论做什么事情，如果预先有诚，就会成立；不预先有诚，就会废止。如张居正说："凡天下之事，能素定乎诚，则凡事都有实地，便能成立；若不能素定乎诚，则凡事都是虚文，必致废坏。"管理者可以从此中汲取的第一层智慧，便是凡事预先要确立一个"诚"，有了"诚"，则事情就会踏踏实实地得以完成、成就、成立。

此中还可以汲取第二层智慧。这句话后来扩大了其意义范围，指凡事要早做谋划，早做谋划则成立，不早做谋划则不成立。管理也是这样，凡事都要预先谋划，赶早看清趋势，及早规划未来，尽早发现问题，趁早化解矛盾，要未雨绸缪，不可临渴而掘井。

《中庸》又具体列举出"豫（预）则立"四条：①"言前定则不跲"——在说话之前预先立下诚，那么就不会失误。"跲（jiá）"，绊倒，此指失误。②"事前定则不困"——在做事之前预先立下诚，那么就不会困厄。③"行前定则不疚"——在行动之前预先立下诚，那么就不会内疚。④"道前定则不穷"——在行道之前预先立下诚，那么就不会窘迫。

至此，我们可以知晓，无诚则不立，至诚则大成，凡事先要预得此一"诚"。凡事又要预先谋划，如《荀子·大略》有言："豫（预）则祸不生。"管理者于此条智慧也当深思熟虑之。

### 7. 管理者的"行、动、言"的智慧

《中庸》第29章："是故君子动而世为天下道，行而世为天下法，言而世为天下则。远之，则有望；近之，则不厌。"

此则对领导者、管理者有警示作用。领导者、管理者，当然应该成为君子式的人物，绝不能做小人式、坏人式的人物，如此在三个方面要树立榜样。

"动而世为天下道"——作为君子式的管理者凡有举动，必定能成为世世代代的人所效仿的榜样。当然这是极高的标准，不是一般的领导所能做到的，但是这里可以启示我们，作为管理者，其举动必须成为他人的表率，而且位子越高的管理者越是要起到影响更大的表率作用。以下两个方面就可以类推之，而晓其旨意了。

"行而世为天下法"——凡是有举动而去行事，必定要为世世代代的人所效法。

"言而世为天下则"——凡是言说、发布号令之类的，必定要成为世世代代的人所遵守的准则。

这几条运用到管理上来，其核心理念就是说管理者要严格要求自我，以身作则，在自身的动、行、言上不可苟且马虎，而是做出表率来。《论语》："政者，正也。"高层管理者先正，各层次的管理者才会正。若不然，则会如谚语所言："上梁不正下梁歪。"

管理者能达到这样的境界，那么就会使得被管理者"远之则有望，近之则不厌"。距离管理层远的人，则都有仰望之心，向风慕义；距离管理者近的人，则都欢欣鼓舞，没有厌恶之意。这不就构建了一个和谐的企业吗？

### 8. 管理者的"五足以"智慧

《中庸》第31章："唯天下至圣，为能聪明睿知，足以有临也；宽裕温柔，足以有容也；发强刚毅，足以有执也；齐庄中正，足以有敬也；文理密察，足以有别也。"虽然这里讲的是"天下至圣"，但是管理者完全可以从中汲取管理智慧。

（1）"聪明睿知，足以有临也"——如果管理者能够修炼到聪敏、洞达、明智的地步，那么就足以尊居上位，而临下管理。

（2）"宽裕温柔，足以有容也"——如果管理者修炼到宽厚、优裕、温柔的地步，那么就足以有容乃大。

（3）"发强刚毅，足以有执也"——如果管理者修炼到奋发、坚强、刚毅的地步，那么就足以执持决断。

（4）"齐庄中正，足以有敬也"——如果管理者修炼到肃敬、庄严、中正的地步，那么就足以得到人们的敬重。

（5）"文理密察，足以有别也"——如果管理者修炼到有条有理、详密细察的地步，那么就足以分辨是非邪恶。试想，如果管理者达到这样的地步、境界，管理水平也必定与日俱增了。

### 9. 行远自迩，登高自卑

《中庸》第 15 章："君子之道，辟如行远必自迩，辟如登高必自卑。"此中的成语"行远自迩""登高自卑"，智慧深邃，千古流传。"行远自迩"，"迩"是近的意思，想要走到远处就要从近处开始。"登高自卑"，"卑"是低处的意思，想要登上高处就要从低处开始。这初看是生活中的常识，但是从中却可以抽绎出哲学智慧。

（1）人生在世要成事、成功、有所成就，均要由近及远、由浅入深、由低至高，这是一个过程。好高骛远，而不脚踏实地，必定爬不高却摔得惨，走不远却跌得痛。

（2）人需要历练，不要躐等，欲速则不达，要一步一个脚印地前进与登攀。

（3）企业也罢，单位也罢，其达到成功就是一个对漫漫长途探索与努力的过程。

睿智者是相通的，老子也有这样的教诲："千里之行，始于足下；九层高台，起于累土；合抱之木，生于毫末。"这些睿智者的金玉良言，真知已不易，真行更不易，坚持真行到底尤其不易。

## 三、医院系统管理文化中的平衡关系

### 1. 建立心理平衡文化

心理平衡，其实就是一种心理调节上的"中庸"智慧。洪昭光曾说过，许多研究表明，在所有的健康措施中，心理平衡是最重要的。心理平衡的作用超过了一切保健措施和一切保健品的总和，它是健康长寿的宝中之宝。有了心理平衡，才有生理平衡；人体的神经系统、内分泌系统、免疫功能、各器官代谢功能才能达到最佳的协调状态，一切疾病都能减少。"谁拥有快乐，谁就拥有健康"，这句古老的格言告诉我们，心理平衡是对健康的最好投资。谁掌握了心理平衡，谁就掌握了健康的金钥匙，谁就掌握了健康的主动权。

**2. 以人民利益为目标的平衡文化**

这是《中庸》文化要素"至诚、至圣、至善"的最高境界。社会在不断地向前进，人民群众的需求也会发生新的变化，人生的价值就在于不断付出，以满足人民的需求，同时使得自己的心理达到健康的平衡。

人生避祸，知足不辱，知耻不殆。人生的痛苦与悲哀其实往往是自己的不知足，失去应有的心理平衡常态，贪得无厌造成的。清人胡澹淹《解人颐》有一首小诗《知不足》，可以一读：

终日奔忙为了饥，才得饱食又思衣。

身着绫罗与绸缎，堂前缺少美貌妻。

取下三妻和四妾，又怕无官受人欺。

三品四品嫌官小，又想南面做皇帝。

一朝登上金銮殿，却慕神仙下象棋。

洞宾与他把棋下，更问哪有上天梯。

若非此人大限到，上到九天还嫌低。

这首诗描述了一种寻求以为自己服务为最终目标而求得心理平衡的人。因为人的私欲是无止境的，这会导致心理平衡系统一直处于失衡状态，结果迟早会被进步的社会所抛。只有确定了以为人民服务为目标的平衡体系，才能处于一种动态向上的平衡状态，无论职位高低，都是人民的勤务员，所做的一切都是为人民服务。

**3. 建立合理规章制度基础上的平衡文化**

任何违背原则的行为均会使整个医院系统产生不平衡的事件，如过度检查、过度治疗、过度用药、过度考核、过度追求经济效益而忽视社会责任，必将使系统失衡，严重时会破坏整个医院系统与社会稳定的平衡，同时也会导致人们心理失衡。

### 4. 建立以创新为动力的系统平衡文化

医院是直接为人民生命健康保驾护航的医疗单位,在上述平衡形成以后,最终还是要用先进医疗技术和管理方法解决医疗问题,不断满足人民健康的需求,使之常态化地发展。这就需要不断地开展技术创新、管理创新,形成新理念、新机制、新模式,建立以创新为动力的系统平衡文化。

### 5. 建立一个符合科学、符合实际、符合患者需求的精细化的系统平衡文化

这是提高个性化治疗质量的长期任务。个性化治疗的原则,应该是先进、实际而又简单的治疗方案,经济、人性化、标本兼治的医疗效果。这就需要"诚信管理、创新管理、智慧管理、精细管理、系统管理"的理念与方法,通过一个细小问题的完满解决,给系统一个平和的平衡状态,医患纠纷等问题自然迎刃而解。

# 第三章　毛泽东思想中的领航文化要素：
## 全心全意为人民服务

　　中华民族血脉文化的灵魂，就是为人民服务。从《周易》的"天人合一""阴阳平衡"和"元亨利贞"领航文化根基，到《道德经》领航文化的"爱民治国，无为而治"理论体系形成，从《论语》中的"仁、义、礼、智、信"到《中庸》中"至诚、至圣、至善"的领航文化道德体系、管理哲学的发展，五千年来，这种中华民族的领航文化，均延续着崇高的爱民为民的领航文化基因，成为中华民族文化的沃土，润泽着中华民族领航文化的发展，成为中华民族繁衍、进步的血脉。但是，由于社会发展等历史原因，这种领航文化只能停留在一定的社会发展阶段。几千年过去了，随着社会的进步，中华民族领航文化产生飞跃性的发展，不是单纯的理论体系建立，而是在实践上，社会结构变革、治理等方面发挥了强大的引领作用。尤其是从建立中国共产党、建立人民军队、建国兴国的高度，创造性地延续、集成、发展了中华民族一种崭新的领航文化，这就是中国共产党人延续中华民族传统文化的爱民为民基因，将马克思主义基本原理与中国的实践相结合所创造的毛泽东思想。

　　习近平在纪念毛泽东同志诞辰 120 周年座谈会上的讲话中指出，毛泽东思想教育了几代中国共产党人，它培养的大批骨干，不仅在新民主主义革命、社会主义革命、社会主义建设时期发挥了重要作用，而且对新的历史时期开创和建设中国特色社会主义发挥了重要作用。邓小平同志说，毛泽东思想这面旗帜丢不得，丢掉了实际上就否定了我们党的光辉历史；任何时候都不能动摇高举毛泽东思想旗帜的原则，我们将永远高举毛泽东思想的旗帜前进。

美国前总统乔治·布什（老布什）把自己珍藏的《毛泽东选集》送给儿子小布什，还要求美国青年了解毛泽东，并说："英雄和伟人是没有国界的！"

在实现伟大复兴中国梦的新时期，医务工作者，尤其是医务管理工作者，他们正是从毛泽东思想的理论与实践中汲取智慧，并用以指导医院管理。具体聚焦到"诚信管理、创新管理、智慧管理、精细管理、系统管理"五个方面，向毛泽东学习管理，从毛泽东思想中汲取营养，有助于更好更快地实现医院的中国梦和医务工作者的中国梦！

## 第一节　诚信管理　爱民润心

### 1. 人要有信仰和信念

毛泽东在早年组织和改造新民学会的过程中，做过这样一段总结：不但要有一班刻苦励志的人，而且要有一个大家信守的主义。主义好比一面旗帜，旗帜竖起来后，人们才有所趋势。既有了主义，又有了人，剩下的任务就是去建立一种组织，把信守这个主义的人组织起来，并通过这些人，拿了这个主义去组织联络更多的人。这里的主义，就是一种信仰和信念。今天中国医院管理的关键，就是要让广大医务工作者树立起一种崇高的爱民为民共同信仰，尤其是崇高的职业信仰，让医护人员认识到，他们不是为钱为名而工作，而是为了追求一种积德行善、服务为民的信仰而工作。

### 2. 树立为人民服务的宗旨

早在创建井冈山革命根据地时，由于红军成员来源复杂，军心并不稳。为了帮助红军提高阶级觉悟、明确革命目标，毛泽东在建军之初，就确立了红军的唯一宗旨。后来在《论联合政府》一文中，他对人民军队的宗旨做出了经典概括："这个军队之所以有力量，是因为所有参加这个军队的人，都具有自觉的纪律；他们不是为着少数人的或狭隘集团的私利，而是为着广大人民群众的利益，为着全民族的利益，而结合，而战斗的。紧紧地和中国人民站在一起，全心全意地为中国人民服务，就是这个军队的唯一的宗旨。"

1935 年毛泽东率领中央红军长征到达陕北时，兵力只剩 8000 人，人困马乏，粮食耗尽，各方面都十分困难。而先期到达陕北根据地的徐海东领导的红十五军团，不仅人数上与中央红军差不多，而且武器精良，兵强马壮，给养充足。如果按农民起义军的规矩，应该是大鱼吃小鱼，两军合并后由徐海东说了算。可由于红十五军团的全体指战员有信仰、有宗旨，徐海东不仅完全听从中央军委的指挥，而且从人力、物力等方面给予中央红军很大的支援。难怪毛泽东直到晚年还一再谈及此事，称赞徐海东是对中国革命有大功的人。

**3. 要有艰苦奋斗的工作作风**

全心全意为人民服务，是毛泽东为我军官兵指出的一种价值追求。在这方面，毛泽东有许多精辟的阐述。1928 年 11 月，他在给中央的报告中总结说：红军废除了雇佣制，使士兵感到不是为他人打仗，而是为自己为人民打仗。这是红军作战勇敢、战斗力强的根本原因。

毛泽东身体力行，践行艰苦奋斗的优良作风。毛泽东一贯重视对军队艰苦奋斗作风的培养，他曾在《艰苦奋斗是我们的政治本色》一文中明确提出："我是历来主张军队要艰苦奋斗，要成为模范的。"他认为，这种坚定正确的政治方向，是与艰苦奋斗的工作作风不能脱离的。没有坚定正确的政治方向，就不能激发艰苦奋斗的工作作风；没有艰苦奋斗的工作作风，也就不能坚持坚定正确的政治方向。换言之，艰苦奋斗是人民军队的政治本色，军队如果丢掉了艰苦奋斗，图安逸、讲享受，那就不是人民的军队了。

新中国成立以后，解放军的物质生活条件有了很大的改善。但毛泽东始终主张，军队官兵的待遇不宜过于优厚，否则就会脱离群众，失去人民的拥护和支持。相反，军队带头艰苦奋斗，不但有利于保持本色，提高战斗力，而且对社会也是良好示范，将产生积极影响。

与群众讲话要诚心诚意。毛泽东在《反对党八股》一文中推论说，"一个人偶然一天两天不洗脸，固然也不好，洗后脸上还留着一个两个黑点，固然也不雅观，但倒并没有什么大危险。写文章做演说就不同了"。毛泽东的意思是，与群众讲话要诚心诚意，要抱着负责任的态度为人民服务。

## 第二节　创新管理　爱民治军

### 1. 用思想掌握军队

毛泽东在《论持久战》中指出："军队的基础在士兵，没有进步的政治精神贯注于军队之中，没有进步的政治工作去执行这种贯注，就不能达到真正的官长和士兵的一致，就不能激发官兵最大限度的抗战热忱，一切技术和战术就不能得着最好的基础去发挥它们应有的效力。"他在组织撰写并亲自修改过的《留守兵团政治工作报告》中明确提出："在一定的物质基础上，思想掌握一切，思想改变一切。"

### 2. 建立士兵委员会

在"三湾改编"时，毛泽东在连以上各级建立了士兵委员会，并规定士兵委员会成员由全体士兵民主选取产生，在党代表的指导下工作，从而为士兵参与管理找到了一种很好的方式。

### 3. 召开民主生活会

组织内部的团结，尤其是班子之间的团结，直接决定了一个组织的凝聚力和团队的战斗力。如何实现内部团结？毛泽东提出的解决方法之一是，定期召开民主生活会，开展批评与自我批评。

### 4. 建立新型官兵关系

究竟该如何处理官兵关系，当年红军也面临同样的管理难题。毛泽东反复强调，带兵者首先要尊重士兵，绝对禁止侮辱士兵。在古田会议上，毛泽东用了很大的篇幅，专门分析肉刑的起源、废止肉刑的理由及肉刑对红军的危害，并提出了废止肉刑的具体办法。古田会议后，红军内部普遍开展"废止肉刑运动"，才彻底告别了靠打骂体罚管理部队的陋习，形成了完全新型的官兵关系。

### 5. 支部建在连上

为贯彻党对军队绝对领导的方针，毛泽东创造性地提出把支部建在连上，提出"连有支部，排有小组，班有党员"。当时每个连通常有一二十个党员，每个排都建有一个党小组，每个班都有党员。打个形象的比喻，军队的党组织过去是只有"主动脉"，没有"毛细血管"，肢体的控制能力自然有限；现在有了"毛细血管"，党不再是一个抽象的概念，而是渗透到基层了，可直接掌控基层党员，再通过党员带动非党群众。

有了党支部这一统一领导和团结的核心，这一联结广大党员的基本环节，这个联系群众的桥梁和纽带，上级领导指挥部队就不再是依靠一两个人，而是依靠一级组织，这就多了一条上下沟通、相互协调的渠道，多了一种掌握情况、调控部队的手段，再加上精干、有效的行政系统，各级领导对基层的掌控能力都大大增强。

### 6. 不唯上，只唯实

在《反对本本主义》一文中，毛泽东明确指出："我们说上级领导机关的指示是正确的，决不单是因为它出于'上级领导机关'，而是因为它的内容是适合于斗争中客观和主观情势的，是斗争所需要的。不根据实际情况进行讨论和审察，一味盲目执行，这种单纯建立在'上级'观念上的形式主义的态度是很不对的。"这种不唯上、只唯实、不畏权威的求实、创新精神不仅体现在毛泽东的言论中，也体现在他的行动之中。

### 7. 宣传要有针对性

毛泽东在《反对党八股》一文中深入浅出地讲了一个重要的道理：射箭要看靶子，弹琴要看听众，写文章做演说必须要有针对性，必须看读者和听众，只有这样，才能达到宣传的目的。而党八股"无的放矢，不看对象"地"乱讲一顿"，其思想根源在于没有群众观点；改正的方法，就是认真地进行调查研究，向人民群众学习。

### 8. 创造性地将枪、农民武装和马克思主义三者相结合

毛泽东真正的创造性在于他把三样东西结合在一起：枪、农民武装和马克思主义。这三个方面或许不是毛泽东最早提出的，但他是把三者结合在一起的第一人。

### 9. 创建根据地银行

第二次国内革命战争时期，由于敌人的分割封锁，中央苏区、湘鄂西、海陆丰、鄂豫皖、闽浙赣、湘鄂赣、湘赣、川陕、陕甘等革命根据地都建有各自的银行。建立银行最早的是海陆丰根据地。1928 年 2 月 20 日，海丰县苏维埃人民委员会颁发第四号命令，建立劳动银行，使工农贫民在革命过程中有借贷机关，得以从事生产，发展社会经济。1931 年 11 月，中央苏区的第一次全国工农兵代表大会规定：实行统一币制，帮助劳苦群众，开办工农银行。中华苏维埃共和国临时中央政府成立后的第一次执委会议决定成立中华苏维埃共和国国家银行。1932 年 2 月 1 日国家银行正式开业，毛泽民任行长，下设业务、总务两处。在长征途中，国家银行干部参与后勤供给工作，同时组织货币的发行和收兑。长征到达陕北后，国家银行与陕北根据地的陕甘晋苏维埃银行合并，成立中华苏维埃国家银行西北分行，林伯渠任行长。

抗日战争时期，西北分行改为陕甘宁边区银行，晋绥、晋察冀、晋冀鲁豫、山东、华中、大别山等抗日革命根据地也相继建立了各自的银行。1941年"皖南事变"后，根据斗争的需要，各革命根据地先后禁止国民党政府的法币流通，均发行独立的货币，推动了根据地金融事业的发展。

第三次国内革命战争时期，随着解放区的扩大，根据地的银行得到了进一步的发展，并日趋统一。1947 年 10 月，陕甘宁边区银行与西北农民银行合并。同年 11 月，石家庄解放，不久晋察冀和晋冀鲁豫根据地合并为华北解放区，两地银行也合并为华北银行。1948 年 12 月，在华北银行的基础上又成立了中国人民银行。

### 10. 发展根据地农贸市场

早在 1938 年秋，陕甘宁边区留守兵团就开始参与生产运动，自己种粮、种菜、养猪、打柴、做鞋，以补充生活必需品的不足。经过努力，生产取得了成绩，战士生活也得到了改善。中共中央及时总结留守兵团的经验，于次年 2月在延安召开生产动员大会，提出"自己动手、克服困难"等口号，将这一经验推广到边区所有部队、机关和学校。

抗日根据地在商业政策上，对外实行贸易管制，对内实行自由贸易，发展公营商业、合作社商业，保护私营商业等。在抗日根据地中，陕甘宁边区的商业机构最为完整。陕甘宁边区建立了各级商业贸易管理机构，在边区设有贸易总局、贸易分局、贸易支局、贸易站等各级机构，主要负责商品输出输入、发展商品流通、调剂市场、平抑物价等。陕甘宁边区的公营商业经营机构最初为光华商店，以后又成立了盐业公司、土产公司、南昌公司、陇东联合商店等。

## 第三节　智慧管理　利贞为民　实事求是

《周易》领航文化核心要素：元亨利贞。利，和也，有平和、平衡之意，意思是说万事万物除了需要化生、运动之外，还要有一定的平衡才能维持常态。贞，正也，意即万事万物的生化、运动、平衡都要有一个规纪，即必循一定的纲纪，才不致紊乱，此即贞的含义。毛泽东的智慧管理，就是坚持利贞为民的原则。

**1. 贯彻全心全意为人民服务的宗旨，赢得广大官兵的认同与自觉执行**

在创建和领导人民军队的实践中，毛泽东也曾面临不少重大抉择，如怎样规定军队的主要任务，怎样确定敌我友，怎样看待军民之间、官兵之间的利益关系，怎样处理军内外的各种矛盾，等等。在此情况下，如何做出决策，并赢得广大官兵的认同与自觉执行呢？毛泽东指出，全心全意为人民服务的宗旨是军队各项决策的最终依据。他说："全心全意为人民服务，一刻也不脱离群众；一切从人民的利益出发，而不是从个人或小集团的利益出发；向人民负责和向党的领导机关负责的一致性；这些就是我们的出发点。"

**2. 得民心者得天下**

美国记者安娜·路易斯·斯特朗问毛泽东如何评价延安失守，毛泽东的回答是：人民战争不取决于一个城市的得失，而取决于怎样解决土地问题。毛泽东之所以能打败蒋介石，是因为他深谙战争的社会意义存在于中国广大的群山绿野之中。赢得中国农村老百姓的支持，就等于赢得战争。而蒋介石不了解这一点。

### 3. 三大纪律，八项注意

毛泽东当时向部队宣布了三条纪律：第一，行动听指挥；第二，不拿老百姓一个红薯；第三，打土豪要归公。1928 年 1 月，工农红军占领江西遂川，有的士兵借用老百姓门板睡觉不主动归还。为此，毛泽东又提出了六项注意：第一，上门板；第二，捆铺草；第三，说话和气；第四，买卖公平；第五，借东西要还；第六，损坏东西要赔。1929 年夏天，根据当地群众的习俗和俘虏兵增多的情况，毛泽东又增加了"洗澡要避女人"和"不搜俘虏腰包"两项注意。这就是著名的"三大纪律，八项注意"的由来。

在非自愿的情况下，采取强制的手段来达到管理的目的，并不是十分理想的方法和举措。毛泽东在《论新阶段》一文中指出：党的纪律是带着强制性的；但同时，它又必须是建立在党员与干部的自觉性上面，绝不是片面的命令主义。

### 4. 发动战士自己教育自己，自己管理自己

建立自觉纪律，毛泽东采取的就是"发动战士自己教育自己，自己管理自己"的办法。辽西战役时，解放军某部经过苹果园不吃群众一个苹果，受到毛泽东的高度评价。他十分动情地说："锦州那个地方出苹果，辽西战役的时候，正是秋天，老百姓家里很多苹果，我们战士一个都不去拿。我看了那个消息很感动。在这个问题上，战士们自觉地认为：不吃是很高尚的，而吃了是很卑鄙的，因为这是人民的苹果。我们的纪律就建筑在这个自觉性上边。这是我们党的领导和教育的结果。"

### 5. 抓思想，更要抓制度

有人误以为毛泽东领军只抓思想，不抓制度，这是一种误解。其实毛泽东有一个非常明确的观点，就是解决制度问题比解决思想问题更重要。好的制度也能教育人，好的制度建立以后，能够起到思想教育起不到的作用。他在《工作方法六十条（草案）》中说："重要的任务在没有走上轨道之前，要每月

检查一次。"这样一来，官兵们就会形成一种意识，只要是领导布置的工作、提出的要求，就必须不折不扣地落实；不然的话，就会有人"找麻烦"，日子就会不好过。

### 6. 严肃处理违纪问题

在严格检查、对下属工作表现进行考核的基础上，还要落实奖惩。对违纪问题处理是否得当，直接检验管理者执行纪律的决心和效果。毛泽东就曾处理过这类问题。

1937 年 10 月，时任抗日军政大学第六队队长的黄克功，对陕北公学女学生刘茜逼婚未遂，开枪把刘茜打死。黄克功年少时加入红军，参加过井冈山斗争和长征，26 岁已是一位身经百战的红军团长。有人认为黄是有功之臣，现在前方又急需军事干部，不妨网开一面。包括一些"老井冈"，也出面为之说情。但是，毛泽东旗帜鲜明地支持陕甘宁边区高等法院判处黄克功死刑。他说，正因为黄克功不同于一个普通人，正因为他是一个多年的共产党员，正因为他是一个多年的红军，所以不能不这样办。共产党与红军，对于自己的党员与红军成员不能不执行比一般平民更加严格的纪律。

### 7. 端正态度解决问题

一提到上下级关系处理得好不好，人们通常都认为是方法问题，而毛泽东则在《论持久战》一文中指出："很多人对于官兵关系、军民关系弄不好，以为是方法不对，我总告诉他们是根本态度（或根本宗旨）问题，这态度就是尊重士兵和尊重人民。从这态度出发，于是有各种的政策、方法、方式。离了这态度，政策、方法、方式也一定是错的，官兵之间、军民之间的关系便决然弄不好。"

### 8. 坚持党的领导

如何在分权与有效控制之间取得一个平衡，这是政权组织发展中的一个难题，那么对于这个难题，毛泽东是如何解决的呢？他采取的方法既不同于中国古代，也不同于西方，而是自上而下地创建了一套"复式结构"。所谓"复式结构"，就是在每一层行政组织上，都附加一层党组织，或者叫信仰组织。如此一来，通过各级党组织，就可以实现党对政权的绝对领导。

### 9. 军队实行双首长制

与旧式军队不同，毛泽东等人在军队中摸索建立了政委制度。政委通常是党委日常工作的主持者，其主要职责是领导党的工作和政治工作，与军事主官同为所在部队的首长。他们一位侧重管事，一位侧重管人，在同级党的委员会领导下，对所属部队全面建设和各项工作实施领导。

### 10. 建立党员骨干队伍，解决带兵难题

对于带兵这一难题，毛泽东是通过建立党员骨干队伍来解决的，事实证明这一办法明显优于亲兵制度。因为党员都有较高的思想觉悟，不会计较个人待遇；党员也无须集中使用，可以直接分派到各基层战斗单位。邓小平后来在1980年1月中央召集的干部会议上谈到战争年代党风的作用，他说，过去我们党的威力为什么那么大？打仗的时候我们总是说，一个连队有百分之三十的党员，这个连队一定好，战斗力强。为什么？就是党员打仗冲锋陷阵在前，退却在后，生活上吃苦在前，享受在后。这样他们就成了群众的模范，群众的核心。就是这么个简单的道理。

### 11. 实事求是去认识问题

对于"实事求是"，毛泽东曾下过一个经典的定义："实事"就是客观存在着的一切事物；"是"就是客观事物的内部联系，即规律性；"求"就是我们去研究。作为"规律性"的"是"不仅包含事物运动发展的规律性，而且包括体现这些规律的事物、发展的各种可能，以及作为行动规律表现的实践方针和政策等。

### 12. 认识和运用事物的特殊性原理

毛泽东的军事名著《论持久战》就是运用矛盾特点认识法分析事物的典范。总的来说，毛泽东非常重视认识事物的特殊性，他提出，共同点与特殊点都是要紧的，而特点尤要。为什么"尤要"呢？因为共性存在于个性之中，是我们认识事物的基础的东西，必须注意它的特殊点。所以要"着眼于特点"。正是力求认识事物的特点，认识事物各个组成部分及运动发展过程的各

个阶段的特点，所以毛泽东才有超人的分析能力，能够对细微的差别做出区分，并在区别的基础上确立相应的政策。

**13. 运用条件论分析问题**

1930 年 10 月 30 日，在局势十分严峻的情况下，毛泽东召开总前委紧急会议，他从敌强我弱的实际情况出发，提出要战胜敌人的"围剿"，必须退到根据地腹地才有可能。毛泽东认真解释、详细阐述了他的见解，终于说服了大家，"诱敌深入"的战略方针才最终确定下来。

**14. 发挥自觉的能动性**

毛泽东在《论持久战》中指出：自觉的能动性是人类的特点。人类在战争中强烈地表现出这样的特点。战争的胜负，固然决定于双方的军事、政治、经济、地理、战争性质、国际援助诸条件，然而不仅仅决定于这些；仅有这些，还只是有了胜负的可能性，它本身没有分胜负。要分胜负，还须加上主观的努力，这就是指导战争和实行战争，这就是战争中的自觉的能动性。

毛泽东在《论持久战》中总结道："指导战争的人们不能超越客观条件许可的限度期求战争的胜利，然而可以而且必须在客观条件的限度之内，能动地争取战争的胜利。战争指挥员活动的舞台，必须建筑在客观条件的许可之上，然而他们凭借这个舞台，却可以导演出很多有声有色、威武雄壮的戏剧来。在既定的客观物质的基础之上，抗日战争的指挥员就要发挥他们的威力，提挈全军，去打倒那些民族的敌人，改变我们这个被侵略被压迫的社会国家的状态，造成自由平等的新中国，这里就用得着而且必须用我们的主观指导的能力。我们不赞成任何一个抗日战争的指挥员，离开客观条件，变为乱撞乱碰的鲁莽家，但是我们必须提倡每个抗日战争的指挥员变为勇敢而明智的将军。他们不但要有压倒敌人的勇气，而且要有驾驭整个战争变化发展的能力。"

刘伯承、邓小平率领大军挺进大别山是典型的发挥主观能动性解决问题的案例。当时，刘邓大军是人民解放军唯一一支战略机动力量。早在 1947 年年初，毛泽东即指示刘邓大军在 6 月或更晚一点实行战略出击。5 月 4 日，毛泽东正式决定：刘邓大军立即开始休整，6 月 1 日以后独立经冀鲁豫出中原。6

月 30 日夜，刘邓率 12 万大军出其不意突破国民党的黄河防线，千里跃进大别山，一举打破了国民党对解放区的封锁，开始了人民解放军的战略进攻。

### 15. 重视过程，把认识问题与解决问题结合起来

为什么要分析、暴露过程中的矛盾呢？毛泽东指出："把过程在其分裂上去认识，考察过程充满了矛盾的部分，以及这些部分之相互关系时，我们就能认识过程由发生到消失的发展。"

在此基础上，毛泽东从调查研究入手，将解决思想问题与解决实际问题结合起来，在解决实际问题的过程中，着眼于提高官兵的思想觉悟，显然更符合实际，更容易取得好的效果。

### 16. 发挥个人智慧，快速解决问题

毛泽东用灰尘形容外界环境影响下出现的思想毛病，强调"扫帚不到，灰尘照例不会自己跑掉"，主张在充分肯定官兵思想主流，在大力宣扬好人好事的同时，要拿起批评与自我批评的武器，通过积极的思想斗争，主动解决这些矛盾。毛泽东主张，军队是执行战斗任务的武装集团，必须保持高度的集中和统一。因此，军队的民主应该少于地方。军队的民主是"集中指导下的"民主，是"有一定限度的"民主。

### 17. 坚定不移地贯彻党的群众路线

在领导中国革命走向胜利的过程中，毛泽东一再强调，人民群众是战争胜负的决定力量。"群众"在毛泽东心中的分量到底有多重？对于这个问题，不妨从历史的点滴中考察一番。毛泽东多次提出一切工作要走群众路线去执行的思想，并一再强调群众路线的重要性。他在《关心群众生活，注意工作方法》中说："真正的铜墙铁壁是什么？是群众，是千百万真心实意地拥护革命的群众。这是真正的铜墙铁壁，什么力量也打不破的，完全打不破的。反革命打不破我们，我们却要打破反革命。在革命政府的周围团结起千百万群众来，发展我们的革命战争，我们就能消灭一切反革命，我们就能夺取全中国。"反动统治者都没有明白这个道理，或虽有认识，但找不到赢得民心的办法，所以才一个个败下阵来。

### 18. 广泛听取意见，集中大家的智慧

解放战争初期，国民党军队沿津清、平汉、同蒲、平绥四条铁路对华北解放区大举进攻，毛泽东曾电令晋冀鲁豫军区的部队南下歼敌。当时，刘伯承、邓小平根据战争形势，提出最好是集中兵力歼击北进之敌。意见报到中央军委后，得到毛泽东的认可，于是才有了上党、邯郸战役的重大胜利。

### 19. 巧用比喻的语言智慧

毛泽东在名为《实践论》的论文中说："你要知道梨子的滋味，你就得变革梨子，亲口吃一吃。"毛泽东用简单易懂的语言做比喻，道出了实践的重要性。

### 20. 农村包围城市的战略智慧

毛泽东说，中国共产党一定要在农村建立一支正规部队。党在相当长的一段时间内确实应成立一支军队。只有在农村站稳脚跟，并完全控制这片广大区域，才能去占领城市，最后完成革命。

## 第四节　精细管理　爱兵如子　无为而治

### 1. 细致入微地做事情

毛泽东不仅深入官兵中间，亲自做思想工作，经常给部队讲课，旗帜鲜明地反对各种错误倾向，而且注意总结这方面的经验，使之上升为管理理论。他在《井冈山的斗争》一文中说：进行过政治教育，红军士兵都有了阶级觉悟，都有了分配土地、建立政权和武装工农等常识，都知道是为了自己和工农阶级而战。从这些论述可以看出，毛泽东已经有了注重从思想上建军，将思想教育作为管理部队基本途径的明确想法。

### 2. 做思想工作要结合具体实际

红军时期，毛泽东曾经把一些连队的党代表召集在一起，手把手地教他们做思想工作，明确提出找士兵谈话、做思想工作是党支部的三项主要任务之一。毛泽东还要求对士兵中的八种人，即有偏向的、受了处罚的、伤兵、病

兵、新兵、俘虏兵、对工作不安心的、思想动摇的，部队领导必须主动找他们谈话。为确保谈话效果，在谈话前，要调查谈话对象的心理及环境；谈话时，要站在同志的角度，用诚恳的态度；谈话后，要记录谈话的要点及影响；等等。

### 3. 要有的放矢，根据实际情况做决定

毛泽东在《矛盾论》中指出：不同质的矛盾要用不同的方法解决。反过来说，只有用不同的方法才能解决不同质的矛盾，否则矛盾不仅无法得到解决，甚至还会造成一定的破坏。这里所说的不同的方法，实际就是不同的策略，做到有的放矢。

毛泽东在《兴国调查》中指出：实际政策的决定，一定要根据具体情况，坐在房子里面想象的东西，和看到的粗枝大叶的书面报告上写着的东西，绝不是具体情况。倘若根据"想当然"或不合实际的报告来决定政策，那是危险的。

### 4. 运用分析方法，抓两头带中间

毛泽东发现一条定律：任何有群众的地方，大致都有比较积极的、中间状态的和比较落后的三部分人。根据这个定律，毛泽东找到了一个很有效的发动群众的方法，这就是"抓了两头带中间"。他明确指出，这是一个很好的领导方法，任何一种情况都有两头，即有先进和落后，中间状态又总是占多数。抓住两头就把中间带动起来了。这是一个辩证的方法，抓两头，抓先进和落后，就是抓住了两个对立面。这是1958年毛泽东在《工作方法六十条》中介绍的一个方法。

### 5. 没有预见就没有一切

毛泽东在《自由是必然的认识和世界的改造》中指出，我们要建筑中国革命这个房屋，不但须有一个大图样、总图样，还须有许多小图样、分图样。实际上，毛泽东在这里所说的"图样"指的就是决策规划，包括总的决策规划与分的决策规划、大的决策规划与小的决策规划等。

毛泽东在中共七大上指出：盲目性是没有预见的，是妨碍预见的。教条主

义、经验主义是不可能有预见的。而没有预见就没有领导，没有领导就没有胜利。因此，可以说没有预见就没有一切。这句话简明扼要地阐明了预见的重要性。

毛泽东在《不性急不分兵待机歼敌》中指出：凡行动不可只估计一种可能性，而要估计两种可能性，例如调动敌人，可能被调动，亦可能不被调动，可能大部被调动，亦可能只有小部被调动。后来他又在《关于淮海战役的电报》中指出：要估计到情况的某些可能的变化，要设想敌人可能变化的几种情况。

### 6. 突出中心，带动全面，分析问题

中心工作就是党在一定时期内，集中全力抓好的对全局具有决定意义的最重要、最关键的工作。毛泽东在《关于领导方法的若干问题》中说，在任何一个地区内，不能同时有许多中心工作，在一定时间内只能有一个中心工作，辅以别的第二位、第三位的工作。

### 7. 学会"弹钢琴"，体现协调魅力

毛泽东在《党委会的工作方法》中说："弹钢琴要十个指头都动作，不能有的动，有的不动。但是，十个指头同时都按下去，那也不成调子。要产生好的音乐，十个指头的动作要有节奏，要互相配合。"他在这里强调了弹钢琴的两大要领，一是"十个指头都动作"。把这个运用到党委抓工作上，就是对所管的各项工作，包括各地、各军、各部门的工作，都要照顾到，不能只注意一部分问题而把别的丢掉，这也就是我们通常讲的不要"顾此失彼"。第二个要领是"十个指头的动作要有节奏"。不能十个指头同时按下去，要有先有后，有重有轻，有急有缓。毛泽东的"弹钢琴"的工作方法，归结为一点，就是党委既要抓紧中心工作，又要围绕中心工作而同时开展其他方面的工作。他要求党委的同志必须学好"弹钢琴"。毛泽东就是一个善于"弹钢琴"的高明的艺术大师，他的"弹钢琴"的理论，正是他几十年领导经验的总结和理论升华。

## 第五节　系统管理　平衡发展

### 1. 运用系统性原理与思维去认识和解决问题

毛泽东的很多论述里都包含系统性的原理与思维，他在《中国革命战争的战略问题》中指出，战争的胜败的主要和首先的问题，是对于全局和各阶段关照得好或不好。如果全局和各阶段的关照有了重要的缺点或错误，那这场战争是一定要失败的。"一着不慎，满盘皆输"，乃是说的带全局性的，即对全局有决定意义的一着，而不是那种带局部性的即对全局无决定意义的一着。指挥全局的人，最要紧的，是把自己的注意力摆在照顾战争的全局上面。主要的是依据情况，照顾部队和兵团的组成问题，照顾两个战役之间的关系问题，照顾各个作战阶段之间的关系问题，照顾我方全部活动和敌方全部活动之间的关系问题，这些都是最省力的地方，如果丢了这个去忙一些次要的问题，那就难免要吃亏了。

对于系统性原理，毛泽东有着十分深刻的理解和很多精辟的阐述，他不仅把各个战役、各个战斗看作一个整体去思考和指挥，而且把整个战争看作一个整体去把握。在协调方面，他不仅注意整体与部分、部分与部分之间的协调，而且还创造了多种具体的协调方法，如直接配合与间接配合、战役配合与战略配合等。此外，他还创造性地把系统的整体大于各部分之和的原理运用于战争的指挥中，使之发挥了巨大的威力。

平津战役是毛泽东的杰作，这场战役中，他运用的许多谋略就包含系统性原理与思维。毛泽东巧用调虎离山之计拖住傅作义，又用围而不打、隔而不围的战术分割平津之敌，其对战术的运用达到了炉火纯青的地步。

### 2. 巧学活用过程论去认识和解决问题

毛泽东之所以能够高瞻远瞩，其原因之一在于他不是静止地看事物，而是以运动发展的观点看事物，即"着眼于发展"。这种观点体现于思维中，他总是力求从事物运动发展的整个过程去认识和把握事物，而不是停留于某一局部或片段。从更广阔的层面来看，这也是毛泽东能够领导中国革命取得最后胜利的主要原因。

毛泽东对每一次战斗尤其是战役，总是从整个过程出发进行谋划和把握，如他的"得意之作"四渡赤水就是如此。从四渡赤水到巧渡金沙江，毛泽东连用了五个"声东击西"。这些行动，"虚"多"实"少，"声东"是"虚"的，而"击西"也不全是"实"的。五处"声东击西"只有两处是毛泽东的真用意：调出滇军，北渡金沙，其他种种都只不过是虚晃一枪而已。

对于战斗，毛泽东是从过程总体上进行把握的；对于战役，毛泽东也是从整个过程出发进行认识、谋划和把握的。他为淮海战役所制定的作战方针就体现了这一点。他把整个淮海战役分为三个阶段：第一阶段主要是集中兵力歼灭黄百韬兵团，完成中间突破；第二阶段以五个纵队攻歼海州、新浦、连云港、灌云地区之敌，并占领各城；第三阶段在两淮方面作战。此外，他还根据实际情况规定了各个阶段作战所需要的时间以及整个战役所需的总的时间。辽沈战役、平津战役和渡江战役等毛泽东所指挥的战役都具有这一特点。

**3. 着眼于过程来分析问题**

毛泽东在《一个极其重要的政策》中指出，普通的人，容易为过去和当前的情况所迷惑，以为今后也不过如此。他们缺乏事先看出航船将要遇到暗礁的能力，不能用清醒的头脑把握船舵，绕过暗礁。如果我们不想成为这其中的一分子，那就要学会毛泽东这种把握过程的方法。毛泽东在《加强互相学习，克服固步自封、骄傲自满》中指出，事物（经济、政治、思想、文化、军事、党务等）总是作为过程而发展的。而任何一个过程，都是由矛盾着的两个侧面互相联系又互相斗争而得到发展的。这不仅说明了事物与过程的关系，而且说明了过程与矛盾的关系。

毛泽东认为，分析和综合是相互补充的。他在 1941 年 9 月 10 日中央政治局扩大会议上的讲话中指出，要用分析的方法解决问题。这是过去资产阶级提出的科学方法，但还要综合。我们要用分析和综合的方法，从整个事物中抽出问题来做分析，再加以综合。

### 4. 以身立教，循循善诱，培养为民人才

为了适应实际需要，针对知识分子和工农两部分干部的不同特点，毛泽东提出了"知识分子工农化，工农干部知识化"的口号。为了实现"两化"的目标，他进一步提出了一整套培养目标和教育方法。对知识分子特别是青年学生，毛泽东要求他们学习马克思主义革命理论，不断改造世界观；从提高思想认识入手，解决对工农群众的根本态度问题；到工农群众中间去，与工农做朋友，同工农打成一片；虚心向工农群众学习，先当学生，后当先生；从最基层的工作干起，在实践中不断积累经验；注意克服"娇、骄"二气，在艰苦生活中磨炼革命意志；等等。而对于工农干部，毛泽东要求他们端正对知识分子的看法，把知识分子看作军队和社会的宝贵财富；克服狭隘思想，认识自身不足，不以大老粗为荣；努力学文化，学管理，学业务，学技术，最终成为工人阶级自己的知识分子；等等。

### 5. "压担子"和"传、帮、带"

培养骨干有多种方式，毛泽东最重视的是"压担子"和"传、帮、带"。他在《中国共产党在民族战争中的地位》中说："在中国人民的伟大的斗争中，已经涌出并正在继续涌出很多的积极分子，我们的责任，就在于组织他们，培养他们，爱护他们，并善于使用他们。"搞好"传、帮、带"，便是这种关心、帮助、支持的最直接体现。领导和老同志要主动关心年轻干部的成长，多给他们压担子，有针对性地讲传统、教方法，并且不仅要传技能、传经验，更要传思想、传作风。

### 6. 注重调查研究

为了扭转国民经济的困难局面，切实纠正"大跃进"以来的"左"倾错误，1960年年底至1961年1月，中共中央先后召开了工作会议和八届九中全会。在这两次会议的讲话中，毛泽东着重强调要加强调查研究。

1961年1月，毛泽东在中央工作会议的讲话中指出，调查研究极为重要，做工作要有三条：一是情况明，二是决心大，三是方法对。情况不明，一切无从着手。要搞清情况，就要做调查研究。过去抗日战争、解放战争时期，我们

做调查研究比较认真，注意从实际出发，实事求是。通过调查研究，情况明了来下决心，因此这个决心就大，方法就对。现在我们对国内情况也不明，决心也不大，方法也不那么对。我们党是有实事求是传统的，就是把马克思列宁主义的普遍真理同中国实际相结合。但是新中国成立以来，特别是最近几年，我们调查做得少了。毛泽东希望各级领导同志把小事撇开，用一部分时间，带几个助手，去调查研究一两个生产队、一两个公社。在城市要彻底调查一两个工厂、一两个城市人民公社。因为不做这种调查工作，只凭想象和估计办事，工作就没有基础。

# 第四章　中国医院领航文化
## 引领白衣天使心路

　　每一位中华儿女的血液中都有中华民族优秀文化的元素，每一位中国医院的院长、医生、护士的故事背后，均有一种中华民族领航文化即崇高的爱民为民文化、崇高的领导文化和崇高的教育文化的体系支撑，其意识与思维方法均有中华民族五大基元管理方法（诚信管理、创新管理、智慧管理、精细管理、系统管理）的文化元素印迹，其一言一行均显示出医院领航文化脉动的强烈信号。本书所选编的这些故事和人物只是我们看到的千百万优秀医护大军队伍中的一个缩影，更加平凡动人的故事将在《中国医院领航文化脉动》续集中继续向读者讲述。

## 第一节　院长领航文化　引领治院心路

### 一、创如德领航品牌，办人民放心医院

　　"如德"是办人民放心的张家港中心医院的领航文化品牌，立足"文化兴院、科技强院、依法治院"的发展战略，也承载着院长徐建华的梦想。

　　张家港市被联合国评为最适宜人居住的城市之一。走进这座美丽的城市，只要一提起张家港中心医院院长徐建华的名字，人们无不对他的精湛医术啧啧称赞。这位张家港医学界的领军人物，在他从医 30 年间，为张家港的医学发展，做出了巨大的贡献。他用心创建的医院领航文化，以及其扎实深厚的业务

技术水平，曾引领了一代张家港人的医学理念和健康理念，而他也在人们充满感激的称道声中，自然而然地成了人们学习的楷模。30 年的风雨，30 年的辉煌，30 年的奋发图强，30 年的沧海桑田，让他的人生丰满富足，也让他的人格饱满充实，让他的人生航标定位于全心全意为广大老百姓提供高质量的医疗与健康服务，他带领拥有共同信念的团队，为实现自己的梦想而不断创新发展。

天行健，君子以自强不息；地势坤，君子以厚德载物。出生于 20 世纪 50 年代的徐建华，从艰辛创业的年代一路走来。生活赋予了这位学者太多的人生内涵，而他的生命也因此变得充满活力和朝气蓬勃。他在 1982 年毕业于苏州医学院大学本科临床医学专业，参加工作后先后担任张家港第三人民医院院长、张家港第一人民医院院长，历任张家港市第十届和十二届人大代表，荣获张家港市劳动模范、苏州市优秀知识分子、苏州市先进工作者、苏州市"白求恩杯"竞赛先进个人、张家港市卫生系统十佳标兵、张家港先进科技工作者等荣誉称号。作为一名优秀的医务工作者，他有着良好的素质和资质；作为一名称职的管理者，他有着卓越的管理风范和发展理念；而作为一名成功的企业家，他辛苦但快乐着……

创新管理与时代步伐同步，整合优质资源凝聚医护力量。2004 年，徐建华面对张家港医疗卫生体制改革的大潮，凭着对医疗事业的执着追求和对理想信念的坚守，决定挺身而出投身到改革的大潮中奋力前行，向创新管理寻求发展路径，建立大平台，开展大服务。他凭借着个人的人格魅力和高超的医术水平，在朋友们的鼎力帮助下，筹集了一笔创业基金，成功收购了两家一级公立医院，政策的风向标让他步入了创业者的行列。于是，一家集优质医疗水平和人性化服务于一体的如意医疗民营医院团体诞生了。经过短短 10 年的发展，由徐建华先生领衔的民营医疗机构，在医疗体制改革风起云涌的浪潮中迅速崛起，领跑张家港医疗行业，"成为张家港人民最放心的医院"的远景，已经成为全体医护人员共同的奋斗目标！

智慧管理每一环，文化领航求发展。医院发展可谓是一个复杂的系统工程，但主要框架环节无非是三个关键：第一，建立医院文化体系，师出有名，使其富有灵魂，人有精神动力；第二，引进人才，凝聚服务力量，共荣共享共同发展，人可集体发力；第三，建立先进平台，改善就医环境，提供一流技术，人有用武之地。目前在对这三个关键环节的系统管理方面已经取得了长足进展。徐建华十分重视医院文化建设，但要形成医院的特色文化难度比较大。他将中华民族传统优秀文化、医院传统文化相结合，在社会主义核心价值体系下，创建了张家港中心医院的领航文化即崇高的爱民为民文化、崇高的领导文化和崇高的教育文化，开始润泽于如德品牌、医院愿景、价值观、宗旨、院训、服务理念等的文化体系，有效提高了团队的凝聚力、领导力、服务能力和创新能力。

"周公吐哺，天下归心。"这句话反映了周公求贤若渴之心，告诉我们只有礼待贤才，才能使天下人才心向往之。徐建华尊重人才和诚恳待人的品德，吸引了一批又一批医界精英。在不到一年的时间里，张家港中心医院先后引进了留美博士后、中华医学会委员、三级医院主任级医师团、市医学会外科学组组长等多位港城医学界高级人才，在中心医院这片和谐的天地为人们解除病痛，形成了一个有共同梦想、高度自觉的执行团队。在引进人才的同时，徐建华还注重自身人才梯队的建设，为医院的可持续发展奠定了良好的基础，2013年，张家港中心医院已获张家港市政府正式批准，向"二级综合医院"发展。多少个艰难困苦的创业岁月里，徐建华的耳边常有一个声音在回响："故今日之责任，不在他人，而全在我少年。少年智则国智，少年富则国富，少年强则国强，少年独立则国独立……"

引凤必须筑巢，筑巢也要筑在高起点的平台上。初期的张家港中心医院只有一些简陋的楼房和落后的医疗设备。这显然满足不了人民群众的就医要求，也满足不了团队发挥作用的要求。于是，医院引进资金，17层的医院综合楼拔地而起，先进设备随即而入。医院呈现给患者的是更人性化的就医环境，医院将拥有更先进的医疗系统，更高端的专家团队；而医院的领航文化也正在产生积极的影响，每一位医护人员，也将在一轮又一轮的团队培训中获得成长，让医院的人力资源更优质，医疗技术更先进，医疗服务更充满人文关怀。张家港中心医院的医疗团队，会定期组织中层干部进行沟通技巧、执行力、管理能力等方面的理论学习与讨论，还会不定期地组织外出观摩学习，甚至短期离岗轮训。在充满竞争的环境中，中心医院优秀的管理团队脱颖而出，成为医院快速发展的中坚力量。徐建华正在他的"精品之路""爱心之路"和"文化之路"的征途上，展现医院领航文化的魅力与期望。

筑巢引凤是过程中的梦想，求新发展服务患者是终极梦想。徐建华深谙这个道理，面对机遇与挑战，他一方面走专业化的医院发展之路，一方面开辟有助于医院协调发展的新路。2007年，他在上海创建了上海如德医学科技有限公司，其下属有两家分公司、三家医院、一个研究院，主要面向医学、大健康产业、生物制药、网络软件领域，为社会提供智能化、信息化的医疗服务，其中重点项目自动化药房成功地实现了中西药的自动发药。自动化药房在医院的应用，不仅提高了医院的工作效率，而且也满足了病人有病及时就医的愿望。

精诚所至，金石为开。在上海闯出了一片天地的徐建华，又于2012年带着集团重点发展项目，进军苏州高新区科技城，创办了苏州健华信息技术服务有限公司。该公司主要研发的智能终端项目已获国内三项专利，属世界首创。创业的脚步风雨兼程，创业的梦想在天际翱翔！

有人曾好奇地问徐建华先生，在创业过程中的个人感受是什么？他淡定地说："从无到有，是小快乐；从有到责任，是大快乐。"一句不经意的话，辩证深刻且饱含人生哲理，而这句话，也让我们重新认识了这位在人们眼中有点书卷气，还有点大智若愚的学者和创业者。而使他的梦想和医院的中国梦得以实现的重要力量之一，就是中国医院领航文化。

## 二、军医心路通高峰，正道管理共圆梦

樊代明教授是我国著名的消化内科专家，现任全军消化病研究所所长，肿瘤生物学国家重点实验室主任，国家临床药理基地主任。他的事业成功之道值得我们探究，可圈可点的事非常之多。在其人生的发展轨迹上，伴随事业发展

的中华民族领航文化与基元管理方法也起着积极的引领作用。"智慧管理人生路、创新管理学术大平台、系统管理精品链"这三个方面，可谓是领航文化的价值体现。

### 1. 智慧管理人生路

人生道路高高低低、弯弯曲曲，实现自己的梦想不是那么一帆风顺，需要领航文化引领，需要智慧管理人生路。智慧管理首先就是要管理好自己的信念、信仰和领航文化基本要素，也是智慧管理好团队和医院的基石。樊代明青年时代的愿望就是成为一名解放军战士，服务于国家。他年少时，像同龄人一样对未来的职业充满了幻想，想过当作家，从事金融行业。但是在20世纪60年代他没有更多选择，首先要下乡，再去西藏当兵，从最初的养猪兵到后来的炊事兵、卫生员。

他担任卫生员后，最初还有对血和尸体的恐惧，直至目睹了一名18岁的战友因剧烈腹痛、频繁呕吐被送至卫生队的全过程，才打消了这种恐惧心理。由于医疗条件有限，在远方野战医院的救护车没能到达之前，这位战友年轻的心脏就停止了跳动。当晚，为了防止老鼠咬伤烈士的遗体，樊代明提着煤油灯送了战友最后一程。灯光暗淡了，战友走了，这一令人难忘的场景，更加坚定了樊代明做医生的信念，从此他开启了人生道路上献身国防医学事业新的思考。曾经有一位在高原上服役6年并患有严重高原性心脏病的老兵，在抢救20多天后，奄奄一息。为了让战友吃点新鲜蔬菜，樊代明在室外苦苦寻找。军营外漫山遍野白茫茫一片，一尺多厚的雪，哪里能找到新鲜蔬菜的踪迹？最终在一个老百姓的屋檐下，他找到了一棵干枯的"野菜"。当樊代明将鸡蛋菜汤端至病房门口时，却看到的是盖在一张白床单下的战友。年轻的樊代明百感交集，此时他深知作为医生，首先要有本事，要有知识和智慧，否则就会误了很多人的生命。

后来恰逢第三军医大学招生，樊代明顺利进入第三军医大学学习，踏上了从事军医事业的新征程。临行之前，他来到两位战友的墓前庄重宣誓，将来一定要做一名好医生，不能让生命无辜地逝去。30年后，樊代明和他的女儿回到西藏烈士陵园，墓冢已从当年的 30 多个增加到今天的 300 多个，木质的墓碑已经依稀斑驳，无法辨认当年的战友在哪里。女儿找到一座很小的墓冢对他说："这几百个烈士都是为了人民的安宁，为国家守边防在这里长眠，您还分什么亲疏呢？"默默还愿后，樊代明继续其医学探索之路。在军医的人生路上，他一干就是 30 多年，为国家的医疗事业发展做出了重要贡献！

### 2. 创新管理学术大平台

作为一名医生，樊代明的梦想就是用精湛的医术惠及患者，作为一名管理者，他的责任则是将成果惠及自己的员工，进而惠及社会。实现梦想就要靠创新驱动。为此，樊代明院长一路风风雨雨，坚持创新管理。其中，搭建新的国际学术交流平台，创新管理模式，令人赞叹。在国内科技期刊界，《第四军医大学学报》可以说是具有影响力的学术交流大平台，一度不可小觑。作为主编的樊代明却做了一个大胆的决定——毅然将《第四军医大学学报》改名为《医学争鸣》杂志。当时，反对改刊的专家和学者不在少数。然而，时任第四军医大学校长的樊代明院士有着自己的坚持："永远向前走，否定到最后。"——这句话是他的座右铭。时至今日，《医学争鸣》的命运究竟如何？据报道，改刊 3 年后，《医学争鸣》的影响力迅速提升，其发行量在 3 年内由原来的千余册一下跃升至 14 万册左右，并由此探索出了我国高校学报的办刊和发行新模式。

《第四军医大学学报》可以说是第四军医大学的"家报"。樊代明深深感到，学报作为学校的"家报"已完全不能适应发展的需求，甚至在某种意义上还阻碍了部分科研人员迈向国际舞台的发展步伐。

身为学报主编的樊代明决定推倒"家报"重来，为国内从事医学科研和管理的工作人员搭建一座"以争鸣为牵引、以否定为主线"的学术平台，让大家畅所欲言，使学报跟上学校精品建设的滚滚洪流，使之真正成为科技进步的推手。他打算改变固有的办刊模式，并将英文刊名定为 *Negative*。由此，樊代明倾心倾力创办《医学争鸣》，力争使其成为一份全新的期刊。《医学争鸣》汇聚了国内医学界的精英，聘请来自中国科学院和中国工程院的 92 名院士担任顾问编委，加强学术指导，使其在较短的时间内得到快速发展——由一个以刊发本校教医研以及管理性论文为主的期刊，变为一个以否定质疑为主线、争鸣思辨为主旨的刊物，为我国科技期刊创新发展树立了榜样。展望《医学争鸣》杂志的发展远景，樊代明表示，他有信心与编辑部一道，把它打造成我国科技期刊的精品，为我国科技事业和医学卫生事业的发展做出应有的贡献。

"我们的责任是对人民负责，每句话、每个行动都要符合人民的利益。"这是一种对崇高的爱民为民文化、崇高的领导文化和崇高的教育文化的最精辟表述与原则要求，同时也是樊代明院长的行动准则。与樊代明打过交道的人都说，他是一个思想超前、精力充沛的人。在大家眼中，他更是一个负责任的实干家，凡事都要亲力亲为。作为著名医学专家和医学教育专家，樊代明亲自为《医学争鸣》杂志撰稿。他撰写的《三千年生命科学的进与退》，成为《医学争鸣》杂志创刊的开篇之作。为完成这篇文章，他曾花费 10 年时间去收集资料、整理写作。随后，樊代明又有《消化病，几多是中几多非》《攻胃癌，一路阳光一路雨》等多篇重量级论文在《医学争鸣》杂志发表，引领着《医学争鸣》杂志的学术思想和发展方向。

"至诚、至圣、至善"是《中庸》传统领航文化的要素之一，滋养了一代代中华儿女。至诚做好每一件事情，已经成为樊代明院长的习惯作风。作为《医学争鸣》杂志主编，樊代明总是亲自审稿，每一篇论文他都要仔细研读，决定取舍。据樊代明的秘书讲，他几乎没有节假日，审阅稿件的工作全在"业余时间"完成。虽然樊代明的身份是杂志主编，但他从来不会高高在上地摆出架子，反而会把自己当成编辑部的一名普通编辑，亲自为期刊发行工作出谋划策。他常对编辑部的同志说，要想把期刊做大做强，质量管理是根本，发行是关键。

樊代明的办刊思想是：倡导争鸣、学术立刊、打造精品期刊。樊代明积极倡导学术争鸣，以更加理性、科学的态度对待学术成果。正因如此，刊发质疑性和争鸣性论文成为《医学争鸣》杂志的办刊特色。创刊以来，在樊代明的策划下，《医学争鸣》杂志刊载了大量质疑性文章，甚至对权威人士提出的观点和治疗方法进行质疑、加以纠正。*CA-Cancer J Clin* 是当时全世界医学期刊中影响力最大的杂志，有一年，4 个月中，全世界医务工作者向其提出了 39 个问题并得到了回应。其中，有 26 个问题是由第四军医大学的医务工作者提出的，且曾全部刊登在《医学争鸣》杂志上。

实事求是地在否定中创新管理，凝聚智慧力量，扛起协同创新大旗。樊代明说："否定要从自己的高层次成果入手，找出不足和差距，确定目标和方向，这样才能迈得更高，走得更远。"2008 年以来，第四军医大学在樊代明的带领下，连续 4 年荣获 5 项国家科技进步奖一等奖，并连续 4 年荣获国家科技进步奖一等奖、军队科技进步奖一等奖和陕西科技进步奖一等奖。国家科技进步奖是目前国内为广大科技工作者设立的最高奖项，但在樊代明看来，高等级科研成果并不是完美无缺的。为了让广大科研人员特别是获奖科研人员朝着自己的科研目标前行，樊代明深思熟虑后决定，在《医学争鸣》杂志上专门为获得国家科技进步奖一等奖的科研成果开辟专栏，邀请相关专业的专家对这些奖项进行评论，找出存在的缺点和不足。樊代明首先向自己获得国家科技进步奖一等奖的胃癌研究"开刀"，谈了五大缺憾。在此影响和带动下，其他奖项的获得者，也相继开始对所承担课题进行再思考，剖析了研究中的不足及今后展望，并继续对相关课题进行深入探索和研究。

"永远向前走，否定到最后。"这既是樊代明从事学术研究的科学态度，也是他办刊的主旨思想。

### 3. 系统管理精品链

《周易》中的领航文化元素"天人合一、元亨利贞"，告诉了人们一个整体的哲学理论。而大学的许多工作，是一项整体性的系统工程，需要系统管理其质量。樊代明自出任第四军医大学副校长那天起，围绕构建精品链，全面提升精品链质量的目标，坚持在创新管理和精细管理上做文章，开始了他的"精品战略之路"。樊代明倡导的精品工程，涵盖了学校事业的方方面面，从精品讲座到精品课程，从精优论文到精尖成果，从精湛医术到精新药物……发展到后来的"精解名校""精研名科"，目前共实施了 22 项精品工程项目。正是精品链上每一个环节精品项目的实施，保证了整个系统管理目标的实现。精细管理中的每一种精品战略，在他的讲述中，已不再是一条条死板的规则，而变成了一个个或幽默，或励志，或使人振奋的故事，历久弥新，给人启迪。

### 三、雷锋精神蕴含中华文化基因，医院管理延续中华文明血脉

1964 年毛泽东主席提出了"向雷锋同志学习"的伟大号召，从此"为人民服务的奉献精神、干一行爱一行的螺丝钉精神、艰苦奋斗精神"即雷锋精神，可以说是家喻户晓、人人皆知。广州复大肿瘤医院（以下简称"广州复大"）院长徐克成就是在这样一个大背景下完成了医学学业，开始自己的医疗服务、医院管理的新征程，用一家民营医院的发展历程，记载了他传承中华民族领航文化、实践"诚信管理、创新管理、智慧管理、精细管理、系统管理"的感人故事。

#### 1. 诚信管理铸就当代雷锋精神

"诚信"作为修身安邦的基石，是雷锋精神的精髓，其既是现代社会文明的标志，也是维系人际交往的行为准则，更是中华民族的传统美德，千百年来根植于中华民族的品格之中。毛泽东提出"向雷锋同志学习"的号召，是因为雷锋精神遗传着中华文明的基因，延续着中华民族诚信文化的血脉。也正是雷锋精神，一直为徐克成坚持诚实守信的行动指引着方向。在半个世纪的从医生涯中，徐克成一直在心中奉行自己的诺言——"能为患者多工作一天，就是我人生的意义"，这也成为他自己发扬"雷锋精神"的标志。"服务人民是最大的幸福，帮助他人是最大的快乐，作为一名医生，必须有这个医德"，徐克成如是说。与雷锋同龄、学雷锋长大的他，身上一直闪耀着"雷锋精神"，他将自己的人生燃烧成一簇火焰，铸就了一种新时代雷锋精神，为广州复大医院文化的形成奠定了良好基础。

"知行合一"才能称得上"善"。2004 年，媒体报道了黑龙江大庆市一对患难夫妻互爱互救的新闻。据说身患癌症没钱治病的妻子，担心自己走后双目失明的丈夫无人照顾，悄悄地为丈夫刊登征婚启事，而丈夫也背着妻子通过媒

体希望卖肾救妻。徐克成看完这篇报道，深深地为这对夫妻的行为所感动。第二天，徐克成直奔大庆，找到了他们。这对夫妻没有想到，千里迢迢来找他们的竟是一位年近古稀的老专家。他们更没想到，他们乘飞机去广州治病的费用竟全部由医院承担。在返回广州的飞机上，空姐看到一位长者搀扶两个病弱的人，一边为盲人引路，一边不停地为那位女士擦拭面部带有臭味的脓血性分泌物，她们都惊奇地注视、询问。当乘务长得知徐院长与这对夫妻无亲无故，专程从广州到大庆来接他们时，她含着泪水对徐院长说："大爷，我是大庆人，我代表大庆人谢谢您啦！"

"积大德而无不克。"来自茂名的女孩彭细妹的经历更是徐克成诚实守信、发扬雷锋精神的真实写照。2007 年，26 岁的彭细妹被检查出患有卵巢癌，医生告诉她可能只剩一两年生命。由于家庭困难，她放弃了治疗。绝望中，她离开家人并与男友分手，自暴自弃地独自流浪。徐克成知道后，随即派人驱车500 公里把彭细妹接来医院治疗。彭细妹回忆初见徐克成院长的情景，是他在湛江的一次义诊活动中发现了她的绝望和无助。当时徐克成温和地对她说："我为你治疗可以吗？"而彭细妹回答道："我没有钱……"徐克成听完，沉默了一会儿，当即"打包票"："钱的问题你不用担心！"当时彭细妹以为这不过是一位好心的医生给她活下去的希望而已，没想到回到广州后，徐克成果然信守承诺为她做了手术，成功地切除了重达 55 公斤的肿瘤和囊液。彭细妹康复后，徐院长还将她留在广州复大医院，让她当起了终身义工。她说："徐院长就好像我父亲一样，我要留在这里，把爱心传递下去，给更多病人带去温暖，我要像徐院长那样做善事。"

还有一次，徐克成为救助一位湖南贫困山区的肿瘤病人，远赴马来西亚演讲，一共筹到 34 万元，全部用于救治病人。每次他去查房，只要看到病人家庭困难，他都会忍不住解囊相助，甚至有一次，他把口袋里的 5000 元一下全掏给病人了。徐克成自创办广州复大医院以来，截至 2012 年年底，已经累计帮助 400 名贫困患者，资助和减免病人治疗费用达 510 万元。2008 年汶川地震，徐克成不仅派出了全省第一支民营医疗队，还捐款捐物 950 万元，几乎掏出了医院所有的家底。

徐克成继承了"雷锋精神",他的身上一直闪现着"诚实守信"的人性光辉。作为"白求恩奖章"的获得者,从徐克成的身上,我们能清晰地看到"诚信管理"所散发出来的人格魅力。徐克成不仅对病人以诚相待,在管理上也始终把诚信作为立院之本。他坚持"诚信"管理医院的原则,在13年的医院管理过程中,从没花过一分钱做广告,却吸引了全世界范围内的患者来看病。

2011年11月,一位来自沙特阿拉伯、出生才11个月的患儿娜娜来到广州复大就诊,她的腹部长有巨大肿瘤,当时她的家人只能预交很少的费用。徐克成当即指示救人要紧,先尽力治疗。2013年5月,娜娜康复出院了,对方汇来7万美元,结算时剩余近3万美元。娜娜的父母表示:"这些钱你们都留下。"但徐克成坚定地说:"不,我们一分钱不多收。这是我们老祖宗传下的规矩。"正是这种"规矩"成了"诚信管理"中最有力的象征。

广州复大这所专业治疗癌症的民营医院自创立以来,便以"厚德行医、医德共济"为院训,设立了"不收红包、不收回扣、不接受吃请"的"三不"高压线,并且做到了赏罚分明。办院伊始,徐克成就把"收红包"列入绝对的禁区。他的两个"绝招"是:媒体开放和严格惩处。收红包的医护人员必须承担病人的全部医药费,这不是一个小"处罚"。曾经有一位医生私下收受了患者8000元红包,此事被发现后,徐克成立即召开会议进行通报,并开除了这名医生。从此以后,在广州复大医院没有出现过收红包、拿回扣、接受吃请的现象。一位印尼患者出院时硬塞给一位清洁工一包东西,那位清洁工打开一看是面值一万元的5张印尼币,二话不说就上交给医院,她并不知道这些钱折合人民币还不到40元。徐克成得知后马上奖励这位清洁工人民币500元。

"诚信管理"不仅是徐克成管理好广州复大医院的基石,更成为他打造民营医院品牌,使广州复大从大医院林立、竞争激烈的市场中脱颖而出的核心优势。目前,廉洁、诚信的风气形成了广州复大医院的良好文化氛围。"我们医院绝对没有收红包的。"这是让徐克成颇引以为豪的。对于什么是民营医院的立院之本，徐克成有着自己的理解："搞不诚信的行为无疑是自杀！如果医生把自己的经济利益与病人的治疗挂钩，肯定不行！"他经常对员工们说："医院失去了诚信，就等于慢性自杀！我们是民营医院，没有大资本。但我们有真诚和真实，这是我们的巨大财富！"徐克成加大了医生工资及业绩的奖补额度，将医生收入提升到良好水平，"通过为病人提供优良的服务来获得高收入，自然可以从源头上杜绝灰色收入"。员工们无不感慨地说："徐院长行的是医，送的是爱，守的是信，让我们看到的是美！"

徐克成现已年逾古稀，身患癌症，先后5次动大手术，但依然带病奋战在抗击癌症第一线，继续用"诚信"诠释着一名老共产党员"厚德行医、医德共济"的大爱精神。作为医生，徐克成的心里不仅有眼前的患者，更有无数罹患癌症的病人。一位年逾古稀的老人，仍然怀着这样的大梦想："让全省50%的病人都能加入癌症康复协会，给十万人普及癌症教育，让一万人实现科学康复"，"让癌症成为慢性病，让生命发光"，这是更大的医道，更有"诚信"的理想。

### 2. 智慧管理成就人生愿望

徐克成高中毕业时，一门心思报考新闻系，却阴差阳错学了医学专业。他没有怨天尤人，也没有自我放弃，而是更加自强不息，勤奋学习，探索自己人生的发展道路，终于一步步站到消化病学领域的最前沿。

智慧管理帮助徐克成选择了艰难之道路、成功之道路；智慧管理，知难而上。1970年，徐克成56岁的母亲被诊断为肝癌晚期，不久病逝。他作为医生，面对自己母亲的病也无能为力。悲痛之中，他暗下决心，一定要为更多的母亲延续生命。从此，他就踏上了"肿瘤研究"之路，并且为之后建立广州复大肿瘤医院奠定了基础，这充分显示出了一位医生拥有的知行合一、智慧决策、智慧管理的领航文化魅力。

不幸的是，2006年徐克成自己也患上了肝癌，他更是分秒必争地与癌症做斗争。据广州复大医院护士金利介绍，2006年1月18日，徐院长被诊断患上了"癌中之王"的肝癌，经病理检查确诊为胆管细胞性肝癌，全院上下一片震惊。据有关权威调查统计，此种癌症患者 5 年内的存活率只有 3%。这个时候的徐院长已经 66 岁，精力一向充沛的他一下子被推到了生死线上。2007 年 1 月 26 日，经专家会诊，徐克成接受了肝叶切除手术。按常规，接受这种手术后一般需要静心休养 3 个月以上的时间。然而，徐克成为了救治病人，很快就又全身心地投入到了工作之中。"记得在徐院长手术后的第 10 天，手术切口下脂肪液化，上腹部 20 多厘米长的伤口全部崩裂，只能用胶布捆住腹部。就在这个时候，一位面部长有巨大肿瘤的 12 岁女孩来到广州复大就诊。徐院长得知后，忍着剧痛，从病床上爬起来要去会诊。"徐克成常说："如今时间对我来说，成了奢侈品。不知道上帝还会给我多少时日。"熟悉他的人都知道，这不是对死亡的恐惧，而是对时间的珍惜。有人问他，你已年过古稀，自己也身患癌症，每天还看那么多病人，你不觉得辛苦吗？他说，辛苦，但我也觉得幸福，非常幸福！因为能够扶危济困、救死扶伤、积德行善，是我一生最大的愿望。

13 年来，广州复大肿瘤医院从仅有 20 张病床发展到有 350 张病床，被评为"全国最佳肿瘤医院""最具社会责任感医院""全国诚信民营医院"。徐克成始终坚守道德底线，无论广州复大医院取得了多大的进步和成就，都坚持按社区门诊标准收费，医生们更是尽心为患者优选治疗方案，控制用药比例。不仅如此，院方还为住院病人安排专车接送，送鲜花、果篮，送生日礼物、贺卡，还设立心理辅导义工站。徐克成自豪地说："我们鼓励记者暗访，也鼓励社会监督，至今没有发现违规之事。"

### 3. 创新管理抢占成功先机

如果说创新是一个民族进步的动力，那么创新管理则是一个医院从无到有、从弱变强的重要生产力。创新管理主要包括"创新理念""创新目标""创新精神""创新思路"以及"创新技术与方法"等，它是一个创新系统，缺少哪一个环节都会失衡。正如《创新的奥秘》一书的作者郎加明所说："对于创新来说，方法就是新的世界，最重要的不是知识，而是思路。"

徐克成正是拥有这一创新思路的人。20 世纪 80 年代末，徐克成离开江苏南通医学院附属医院（现南通大学附属医院），调到深圳工作，他萌发了一个念头：创办一所"诚信、厚德、仁爱"的特色医院。1998 年，时任卫生部部长的陈敏章在办公室与徐克成相见。老友兼同行的他们聊到肿瘤日渐增多的趋势，陈敏章目光凝重地问："你可以在中国南方创建一家有特色的肿瘤医院吗？"几天后，陈敏章题写"肿瘤特别治疗中心"作为院名寄给徐克成。这份嘱托，点燃了他创业的梦想。

在大医院林立的广州，一家新的民营医院如何打开局面？徐克成决定走出一条创新性特色路线——"我们的技术要与众不同，要勇于解决难题"。他带领团队，潜心研究癌症防治规律，从国外引进先进的氩氦冷冻技术，开创了以冷冻消融、微血管介入和联合免疫疗法为主导的"3C 治疗模式"，吸引了世界各国不少疑难杂症患者，取得令人瞩目的成效。通过多年的努力，广州复大肿瘤医院以高分通过了 JCI（国际三级甲等医院）认证，成为广东省第一家通过认证的民营专科医院。

徐克成不仅在办院思路上进行创新，而且在对患者人性化的治疗上也有很多创新性的举措。"与其让患者在疼痛、忧郁和惶恐中离去，不如让他们有尊严地生活，享受生命过程。"他认为，癌症是一个全身性疾病，癌细胞无法彻底除净，应该考虑顺其自然，重点改善生命质量。为此，广州复大肿瘤医院在冷冻消融、微血管介入、联合免疫基础上，增加了个体化治疗，使约 70% 的中晚期癌症患者，包括常规治疗无效或复发患者，得以延长生命，或者近乎治愈。

2006 年 3 月，马来西亚最大的华文报纸《星洲日报》报道了一位面部长有巨瘤的 19 岁高中女生洪秀慧的新闻，并向全世界医院呼吁救救这位"象面人"。当时徐克成身患癌症，两个月前才刚做过肝切除手术，他不顾家人劝阻，飞往马来西亚最北部城市亚罗仕达看望这位病人。虽然从医 40 多年，徐克成也是第一次见到这样大的肿瘤，心里没有多大把握，但他认为只要尽职尽责，困难总能克服。有一天，徐克成看着办公室窗外的大树，忽然有了灵感——肿瘤就像一棵大树，体部是树干，血管是树根，只要切断了树根，大树是不是就可以搬除了呢？徐克成及其医疗团队先后 5 次给洪秀慧做血管介入治疗，用不锈钢圈将肿瘤内的血管一根根阻断，然后在 CT 引导下，用冷冻探针将瘤体一段段冻死。4 个月后，洪秀慧背负多年的巨大负担被成功卸下来了。

徐克成说，他永远都忘不了 2008 年 10 月 14 日。那天，他和同事穆锋博士应邀到丹麦访问。飞机降落在哥本哈根机场，患者郭林女士早已在机场的出口处等着。她挥舞着中国国旗高呼"Doctor Xu，Doctor Xu"，并跑上前来拥抱徐克成，说："中国救了我，你们医院给了我新的生命，见到你们太高兴了!"郭林女士全程陪同徐克成参加在丹麦的学术交流活动，她说："我要向世界呼吁，中国伟大，中国举办了震撼世界的奥运会，我在中国也经历了一场拯救生命的'奥运会'。"此后 6 年，每年 11 月份，郭林都被徐克成邀请回医院复查，她在给徐克成的邮件中，第一句话就是"My dear family：China"（我的家：中国）。郭林女士是一名胰腺癌伴肝转移患者，当地医生诊断她最多只能活两三个月。她不甘心，又到美国治疗，也没有办法。郭林的女儿查遍了世界范围内相关资料，发现治疗这种病除了化疗还是化疗，她们几乎绝望了。一次偶然的机会，郭林女士在网上看到一位女患者写的文章，讲述了她在中国的广州复大医院治疗的经历。2008 年年初，郭林抱着最后一线希望来到广州复大医院。徐克成率领团队认真研究制订治疗方案，采用了以冷冻消融为中心的综合治疗法。3 个月后复查，郭林女士病情稳定，CT 检查肝内转移病灶消失，胰腺病变缩小三分之二。她回国后，丹麦医生惊呼：郭林身上发生了奇迹，中国医生创造了奇迹!

关于创新，徐克成一直努力不懈，勇于突破。虽然年逾古稀，但他还有一个梦想，就是在有生之年研发出人类胰岛素。徐克成团队成功研发人尿细胞培育 IPS、人胰腺相关性 IPS 培育胰岛 β，打破了目前世界上的胰岛素大部分依靠丹麦生产的局面。他说："这项技术是否能让中国新型胰岛素取代丹麦的胰岛素？我希望在我有生之年看到。"

20 世纪 60 年代，美国学者首创利用冷冻技术治疗肿瘤。为更好地推广运用这一新技术，1972 年，世界冷冻治疗学会在奥地利宣告成立。经过 30 多年的发展，冷冻技术治疗肿瘤已经日趋成熟。特别是近年来，随着经济的发展、科技的进步，中国的冷冻治疗技术无论是在理论的研究，还是在临床的运用，都处于世界领先地位。冷冻治疗技术已经作为一项有效治疗肿瘤的方法，越来越多地被中国医学界广泛应用并取得显著成效。在巴厘岛召开的第十七届冷冻学会年会上，与会代表一致推选徐克成教授为学会主席，这充分体现了中国微创冷冻外科技术获得了世界同行高度认同。

奥地利经济学家熊彼特曾提出："创新应当是企业家的主要特征，企业家不是投机商，也不是只知道赚钱、存钱的守财奴，而应该是一个大胆创新，敢于冒险，善于开拓的创造型人才。"徐克成一步一步在肿瘤治疗领域攻坚克难，正体现了他勇攀高峰、不断创新的进取精神。与此同时，他还通过实际行动为"创新管理"注入了爱党爱国、一心为民的理想信念，助人为乐、敬业奉献的高尚情操，生命不息、奋斗不止的人生境界，并诠释了社会主义核心价值观下的创新内涵，弘扬了新时代的创新精神。

### 4. 系统管理精准规范前进的轨迹

"系统"的范畴有很多，既有横向扩展，大到民族国家，小至个人团体；也有纵向延伸，例如一个人的成长发展轨迹。无论是哪一种"系统"，都需要精准管理到每一个环节，才能确保整个系统朝积极健康的方向发展。徐克成无论是在行医救人上，还是在医院的"诚信管理"上，都是具有"系统管理"思维意识的典范。

在一般人眼中，民营医院是要赚钱的，可徐克成总做"亏本的事"。这些年，他先后救助了近400名贫困病人，减免治疗费用近510万元。说起几十年来坚持免费为困难患者治疗的原因，徐克成如是作答："今天我帮助了她，明天，她就可以帮助千千万万人，这千千万万人就可以传递爱，最后汇聚成爱的洪流。"

2006年，来自梅州的女孩江味凤右眼上长出一个排球般大小的肿瘤，将她整个右眼全压住。家中为给她治病变卖祖屋，送她到广州复大医院时，陪同来的哥哥身上只剩下1000元钱。对于收不收治江味凤，医生们为难了，但徐克成态度坚定地说："面对这样一个可怜的孩子，我们首先不要问她有多少钱，而应该问问自己，我们能不能救她！"将病人收治入院后，徐克成请广州大医院的专家会诊，成功为她做了肿瘤切除手术，切下的肿瘤重达 1.5 公斤，而右眼则完好无损。出院后，徐克成开始牵挂她的读书问题。江味凤的家，距离学校操场仅仅不到 20 米，但学校对江味凤而言却如天边之遥。因为她此前眼睛上长有巨瘤，学校怕吓到学生，甚至要求她"白天不能出门"，江味凤只得透过门缝，羡慕地看着同龄人在操场上进行体育锻炼。徐克成驱车 8 小时，专程来到江味凤老家回访，送来了电脑及教学软件，味凤终于成功走进向往已久的校园。如今，当年的小凤已经成长为助产士，正是徐克成的大爱医德，使她得以懂得生命的可贵。她说："选择助产专业是为了能够在第一时间见证新生命的诞生。"

徐克成说，这几年，作为一个医生越来越开心，"因为我不仅将病人的命救了回来，还看到了他们的成长，看到他们以自己的力量为社会做贡献"。"上帝会将你做的好事记在计算机里，一到时候就会释放给你"，2010 年国家最高科学技术奖获得者、中国工程院院士王振义如是评价徐克成的境遇。

著名管理学大师杰克·韦尔奇曾说过："管理是一种实践，其本质不在于'知'而在于'行'；其验证不在于逻辑，而在于成果；其唯一权威就是成就。"

"系统管理"也正是如此，需要对每一个环节进行精细管理。正如徐克成给予江味凤的帮助，从治病救人到资助学习，甚至到工作培养，看似是一个个微不足道的小细节，却改变了小凤今后的人生命运，更传递了一种正能量，激发出了更多人的善心和爱心。

爱民治院，无为而治。老子倡导的"同一善待"思想，成为处理好医患关系的一剂良方。一段时间以来，暴力伤医事件令人揪心和遗憾，也促人警醒并深思。一名贫苦的癌症患者的话说出了许多人的心声："在利益多元、思想多样、观念多变的今天，徐院长仍旧怀着一颗赤诚的医者之心，一心扑在治病救人上。"徐克成始终坚持"厚德行医、医德共济"，竭尽全力为患者服务，他坚持高尚的医德、笃行的诚信和精湛的医术，赢得了海内外无数患者的信赖，更被誉为"雷锋式好院长"。和谐的医患关系，关乎公众健康、社会和谐。医患双方良性互动的感人故事，传播正能量，促进医患关系和谐。当积极健康向上的思想和精神在人们心里播下种子，就能生根、开花、结果，就能转化为崇德向善的实际行动。徐克成的精诚之道，堪为医者之师，他的新时代雷锋精神是通过医院领航工程文化和五大基元管理方法延续中华文明血脉的最高境界，也将激励所有在自己工作的领域怀揣中国梦想的人们。

### 四、精细管理坚守诚信美德，智慧管理立足创新文化

王建安，教授，主任医师，博士生导师，浙江省特级专家，美国心脏学院委员（FACC）。在担任浙江大学医学院附属第二医院（以下简称"浙医二院"）院长期间，他奉行爱民治院之道，精细管理坚守诚信美德，智慧管理立足创新文化，在医院管理的事业中实现了自己的梦想！

#### 1. 精细管理，说到做到，兑现诚信诺言

孔子说："民无信不立""人而无信，不知其可也"。王建安以中华民族传统美德为镜，在医院管理的事业中兑现了自己的承诺。他说："我很喜欢做医生，当我成为一名医学院学生时，我奶奶就反复嘱咐我一定要对患者好……"这是王建安在获得"白求恩奖章"时最感人而直白的获奖感言，而"白求恩奖章"是对全国卫生系统模范个人的最高奖励。在北京领奖的王建安曾这样告诉记者："白求恩的伟大之处在于'毫不利己，专门利人'。一个外国人，在当时如此复杂的政治环境下，赢得了八路军战士无条件的信任。他为什么能做到这一点？我想就是因为他有一颗真正热爱患者的心，真正站在患者的立场行医。"

诚信，是人人都向往和追求的美德。王建安不仅是这样说的，也是这样做的。他全年几乎没有一个休息日，每天在医院的时间超过 15 小时。为了保证随叫随到，不管在哪里工作，他都会在医院最近的地方租房安家。他从未开设名医号，一直在相对便宜的普通专家门诊坐诊，平均每年接诊患者千余人，开

展介入手术千余例。他还经常赴外地出诊和义诊，为不能享受优质医疗条件的患者做手术。这些年他走遍浙江的山山水水，不怕苦不怕累，一丝不苟地耐心为贫困地区的患者进行诊治，用他的话说，"我是医生，就是来减轻他们的痛苦的"。

然而，实现诚信管理的良好愿望，仅仅靠信念还远远不够，还要对系统管理工作中的每一个细节精益求精。否则，一旦在个别环节上出错、失败，就会让老百姓对诚信文化，甚至对医生的人格产生怀疑。"细节决定医院的成败，决定着患者的生命。"这就是王建安经常强调的精细管理原则。在浙医二院偌大的院区内，由他精心设置的温馨细节随处可见，这些细节被员工亲切地称为"院长小发明"。例如：住院区和门诊楼，每隔几步就有免洗消毒液；每个斜坡处都有"注意安全"的醒目提示；穿着红马甲的志愿者随处可见；到住院区探病的家属刷卡进出，以免病人受到打扰等。王建安还细心地把专家坐诊一览招牌挪到室外，装上大灯，照得清清楚楚，方便大家随时看。他甚至还打破一些所谓的"潜规则"，把全院床位"从医生的小口袋"拿出，放到医院"大口袋"统一调配，比如神经内科有病床空着，其他科室无法收治的病人，也可以住进来……

一个冬天的早晨，像往常一样早到的王建安看到门诊大楼的门尚未开启，而门外已排起了长队。医生坐诊值班表却贴在大楼内，病人们踮起脚，隔着玻璃往里探看……从那之后，浙医二院的所有医生排班表都贴在门诊大楼外，方便病人灵活安排就诊时间。

不仅如此，王建安还率先引进术前检查一站式服务，使病人术前等待天数缩短 1 天，平均住院日也从 14.5 天缩短到 8 天。与此同时，他还在全国率先尝试"看病前先预约"，使病人在社区医院就能挂上浙医二院的专家号。另外，经过他细心观察和总结，医院还专门开通了"诊间预约复诊""24 小时挂号"等先进服务，病人只要刷一下身份证，就能实现随到随挂号……患者们都觉得，这几年在浙医二院看病越来越方便了。

"其实只要做一点小小的改变，就能让他们少受一点累。"王建安说。这些看似平常的"小事"，对忍受病痛折磨的患者而言，都是一种温暖贴心的体验。这几年来，浙医二院因为实实在在提供了一系列便民就诊的服务，赢得了无数荣誉和广大人民群众心目中一致的好口碑。

**2. 开展智慧管理，建立创新文化，破解医改难题**

智慧管理就是在坚持以德治院的方向上，有章可循，依法治院；智慧管理是实现其目标、新常态下如何医改的重要思路。关于医疗改革，王建安也有自己的见解，他认为，"医改总体上是为了理顺医疗服务内部的价格体系，促进医疗向正态方向发展，是一种正能量"。所以他在收到省卫生计生委关于公立医院改革的通知以后，立即成立了公立医院改革领导小组，深刻理解医改政策的精神，为医改的顺利实行做了大量的准备工作。特别是医保办公室、财务部、IT 等部门对操作流程的变化、收费项目的相关调整，做了充分的准备；面对窗口的服务岗位，要为向患者做解释而积极准备；还对医院现有的全体志愿者组织做了多次培训，让他们也充分了解医改政策，当患者咨询时，也能够对答如流。

与此同时，从医院的运营层面来看，王建安也早就在做准备了。浙医二院在全球首批通过了 JCI 国际学术医学中心评审，又作为首家医院顺利完成了卫生部医院评审评价工作，是公认的同等规模同类医院中单位面积服务量最大、服务效率最高的医院。患者均次费用、总费用增长率、平均住院日及药品在总收入中的比例等都严格按规范管理，药占比控制得非常好，所以在医改转型上，相对就会比较容易。

王建安还认为："这次医疗改革的突出特点是回归医学的本质和人文，其实也是帮助医院理顺盈利模式。医院是提供技术服务的场所，以药养医无法体现医生的价值，而改革可以将此体现出来。我们医院将把医生的报酬和服务品质挂钩，比如工作的复杂性、工作量、医疗质量和患者的满意度等，体现'优劳优得'。我们鼓励员工提高诊疗技术，提升服务品质，讲究服务效率，解决复杂疑难病例，注重管理，这样才符合我们作为优质大型公立医院的定位，才有利于医学技术的发展。所有的改革都是一步步来的，不能一蹴而就。

医改新政'一减二调三补',医院整盘的收入没有增加反而减少了,但是让医务人员技术劳务付出回归合理价值的导向已经有了,这也是难能可贵的。相信慢慢就会形成一种风气。我们一直倡导医务人员要具备奉献精神,但医务人员劳动价值的真正体现,是我们行业的尊严。"

浙医二院院区门口竖着一道褐色拱门,上面有蔡元培先生写的"济人寿世"四个大字。王建安有一个美好的期望,就是每一个浙医二院的医生都能喜爱这份职业,都能把良好的医德医风延续下去。

"不仅看到外,而且看到内;不仅看到相,而且看到理;不仅知道点,而且知道面;不仅能够说,而且能够想",这才是智慧。智慧体现在下一次该怎么做。亨利·福特曾说过:"不创新,就灭亡。"西奥多·莱维特也曾说过:"创造性模仿不是人云亦云,而是超越和再创造。"

破解难题需要创新,开展智慧创新,这是走向智慧管理的必由之路。对于"创新",王建安也有自己的思路。"创新文化,你倡导的是什么很重要。"这是王建安反复提及的一句话。他告诉记者,自己学医时,奶奶经常跟他说,"一定要对病人好";如今作为一名院长,这个理念成为他做院长最大的动力和服务质量标准。作为院长,他要使这种服务理念和创新文化渗透整个团队。

10多年前的一天,浙医二院急诊室接到了一位因急性心肌梗死猝死的病人,王建安翻开病历本时惊呆了:"才25岁!正是人生最美好的年纪,病魔太可怕了!"从此他开始潜心研究,创新尝试各种有效治疗心脏疾病的方法。2002年,王建安从著名学术期刊《自然》上获悉,欧美不少国家正在开展一项"干细胞移植治疗心肌梗死疾病"的研究。看到这个消息后,王建安组建团队,在国内率先开展了自体干细胞移植治疗心肌梗死的研究,为治疗心肌梗死提供了新的手段。他在国际上首次提出干细胞缺氧预处理的方法。通过这项研究,干细胞存活率从原先的不到30%提高到60%。同年,王建安还在浙江省内最先推行90分钟心梗急救模式,浙医二院每天有四五位医护人员处于急救圈内,以最快的速度为病人制订方案,植入支架。他还开展了省内最早的杂交手术(开胸介入心脏手术),为患者提供一站式服务。

2011年4月，一位姓陈的女士，因为内分泌疾病在浙医二院内分泌科病区接受治疗。治疗过程中，陈女士突然感到胸闷、冒冷汗、抽搐，突发昏迷。医护人员立刻推来抢救车、除颤仪，实施抢救。几分钟后，苏醒过来的陈女士告诉身边的护士，自己的父亲和兄长都曾经发生过和她一样的情况，但都因为抢救不及时而猝死。让陈女士躲过一劫的，是王建安担任院长后，在浙医二院力推的一个投资300万元的项目——为全院几十个病区统一配置除颤仪和抢救车。而从前，除颤仪只有心脏中心、重症监护室、手术室等少数科室才有。现在即使在普通病区，一旦出现急救病人，护士就能推来除颤仪，使得病人在最佳抢救时机内得到救治。

"普通病房里发生心脏骤停的概率不会太高，但比马路上肯定要高多了；哪怕一台机器几年中只抢救了一两个病人也值了。病人的生命不是花钱能买来的，这是我们进行创新管理最重要的动力源泉。"

## 第二节　医生领航文化　引领行医心路

白衣天使是对医护人员的美称。他们的责任就是救死扶伤、捍卫人民群众健康幸福，用心地给人类带来希望和快乐。这就需要建立一个生态心境，自然形成一条有领航文化引领的开阔心路，正如唐代诗人方干在《赠美人》诗中的描述，"直缘多艺用心劳，心路玲珑格调高"。而在中国医院有无数名白衣天使的动人事迹，展现出他们美丽心境中的同一条道路，那就是由中华民族领航文化引领的白衣天使心路即行医心路、护理心路。

### 一、治病救人是医务人员的神圣职责

#### 1. 智慧创新管理，崇尚爱民文化

上海市普陀区人民医院副院长、妇产科主任杜洪灵主任医师，是中国共产党党员、市医学会妇产科专业委员、市医患纠纷人民调解专家咨询委员会成员。她曾说："既然选择了医生这个职业，就要一视同仁地为病人奉献一切。"

杜洪灵认为："一个人的好不算好，大家好才算好！"正是这种灵魂深处的崇高职业信仰追求，成为她"敢问路在何方，路在脚下"的前进动力！

大医精诚，志存救济。2008 年，杜洪灵作为学科带头人被引进普陀区人民医院。当时，知识结构老化、就诊减少、分流严重等问题，给这个本来被誉为上海市老牌的妇产科带来了新的挑战。但她没有气馁，经过一段工作和调研思考后，她从创新管理、精细管理中寻找解决问题的答案，破解了妇产科这个系统工程中每个环节的难题。她着力于学科建设和管理，引进人才，完善各项管理制度，规范工作流程，严防医疗事故的发生等，使科室工作走上了规范严谨的发展道路。在她的领导和努力下，妇产科先后开创了宫腔镜、腹腔镜、阴式手术、DSA 介入微创手术，形成了特色妇产科医疗服务体系。近年来，科室年分娩人次增长率突破 40%，建卡人数增长超过 70%，危重孕产妇抢救成功率达到 100%，重点孕产妇管理率也是 100%，无一例孕产妇及新生儿死亡。这种令人满意的结果，就来自中华民族优秀文化的名言——"重积德而无不克"。

在杜洪灵的带领下，该科室发表学术论文 30 余篇，完成科研课题 4 项，获得国家实用新型专利 2 项，申报科研课题 2 项；她本人在省级及全国杂志上发表学术论文 10 余篇，1 项区科委课题进展顺利，已结题。她参加国家科研项目"新生儿出生缺陷"的调查，获国家卫生部荣誉证书。

杜洪灵常说："我热爱医学事业，因为它也是慈善事业的一部分。"虽然杜洪灵工作很忙，但她还是挤出时间参与各类公益活动，受邀为机关干部、企事业单位的职工传授健康保健知识，到社区、乡镇参加义诊，免费为百姓提供医疗保健服务。在医院成立八十周年之际，她带领科室成员，克服人手紧的困难，免费为千名以上的社区育龄妇女进行妇科普查，获得了好评。其中有一位外地的民工，在活动中检查出宫颈癌。杜洪灵主动打电话给她，请她马上复查一次，但病人当时想多挣一点钱，一直不肯来院。为了抓住最佳治疗时机，她反复联系病人，主动提出利用业余时间帮她做检查。最后，这名患者在她的安排下，接受入院手术治疗。术后，她经常和病人交流谈心，告诉她放宽心，多观察几天再出院。作为一名普通的农民工，病人非常庆幸能够在这次免费筛查活动中发现疾病并及早治疗。患者在表扬信中写道："杜洪灵主任，是您的热情、主动和执着的态度，帮助我及时治疗了疾病，您的妙手回春，为我们全家带来了幸福！"

**2. 细心管理每一环，点滴善举每一天**

救死扶伤是医务人员的神圣职责，需要用心管理好每一个环节，使行医路上每一步都贴民心、顺民意、合民情、除顽疾、护健康。

几十年来，杜洪灵已经形成了一个习惯，每天总是早早地来到科室，巡视病员，查看病历。由于工作关系，杜洪灵经常是没有娱乐时间的。她谨记同为妇产科专家的自己母亲的话："无论什么时候都不能饮酒。"因为妇产科医生是一个随叫随到，随时抢救生命的职业。多年来，她放弃了太多太多的清闲时光，常年如一日地在中国医疗事业这片润泽生命之树的沃土上耕耘。

**3. 兢兢业业托起爱民梦，精湛技术挽救患者命**

孔子讲："工欲善其事，必先利其器。"作为一名医生要赢得患者的满意，单凭兢兢业业的工作态度还不够，最重要的是要用自己的智慧和精湛的技术在患者生命垂危之际，为之保驾护航。2013年春节期间，一例高难度的宫颈癌晚期病人，已经高热20余天，因手术风险大，患者经多次转院后，找到杜洪灵。当时患者血小板值很低，已经失去了化疗、放疗的最佳机会。是冒着风险抢救生命还是劝说患者转院，需要杜医生立即做出回答。凭着多年的从医经验以及精湛的技术功底，她当即做出了接诊治疗的选择，组织协调全院有关科室进行通力合作，终于将患者从死神手中拉了回来。她说："这就是信念和团队的力量。"

杜洪灵曾担任过浙江省人大代表，在她成功抢救和治疗过的"粉丝团"中，有许多病人都是从浙江一路跟随她来看门诊的。她常常为病人免费邮寄报告，把她们当作自己的亲友。她曾经帮助一位晚期卵巢癌病人及时进行了手术，在之后近五年的治疗中，她和病人成了朋友。在病人肿瘤复发、生命弥留之际，她静静地陪伴在病人身边，病人知道她很忙，可怎么也舍不得松开她的手,口中喃喃地说:"杜医生,您来了,我就心安了,谢谢您陪我一路走来,我觉得很满足……"尽管经常目睹病痛甚至死亡,但在那一刻,杜洪灵的泪水还是忍不住在眼里打转,这一情景也感动了在场的所有病人和家属。

"治病救人"是医务人员的天职。尽管杜洪灵为人女、为人妻、为人母、为人媳,也有一家老小需要照顾,但由于工作的特殊性,她常常不能照顾老人和小孩,心中有许多愧疚。记得有一年,杜洪灵的儿子在家输液,医院里来电话,说有大出血的病人需要紧急抢救。为了病人,杜洪灵叮嘱年仅五岁的儿子输液结束后自己拔掉针头,并说:"你是医生家里的孩子,从小就要学会当'医生'。"她自己则义无反顾地奔向医院,抢救病人。

### 4. 善爱必达情,达情必近人

杜洪灵以自己的爱心和责任心,挽救了一个又一个患者的生命。随着知名度渐渐扩大,许多患者从全国各地慕名而来。但对杜洪灵而言,她自始至终认为:"医生这个职业因能为病人服务而高尚,离开了病人,医生就会失去自身的价值……"

## 二、艰险环境人有志,灵魂深处爱民情

### 1. 医道树立精诚志,边陲牧区能飞龙

下面将要讲述的是一位最美乡村医生居马泰的行医之道,展现的是一位山区医生美丽的行医心路。阿尔帕萨斯卫生室是新疆维吾尔自治区特克斯县包扎墩牧区偏远的一个小卫生室,那里海拔3000多米,自然条件极其艰苦,卫生室位于天山深处的乌孙古道上,巡诊路线都是在天堑危途上,是全伊犁最险、最偏的地区。在人工开凿的牧道上,每年有无数羊、马坠落山崖。1992年,伊宁卫校的毕业生中无人愿意到阿尔帕萨斯卫生室任职,可22岁的居马泰没有拒绝。居马泰的小木屋卫生室地处中心点包扎墩,位于天山山脉北麓,距离特克斯县城90多公里,处在一个环山围绕、封闭的丘陵山区,山路崎岖难走,悬崖峭壁、深沟险壑随处可见,出去一趟,经常是一个月后才能回家。这个卫生室距最近的牧民家要翻几座山,最远要骑两天马才能到。小木屋方圆20公

里没电、没水，只有一台收音机，夜晚狼群嚎叫声不绝于耳。

居马泰从没有被恶劣的环境所吓倒，心中始终牢记自己是一名村医，始终牢记全心全意为人民服务的宗旨，始终把挽救病人的生命作为自己的最高职责。每当群众有就诊需求时，他从不推脱，总是能及时去为病人解除痛苦。

**2. 诚信领航行医路，一心服务老百姓**

"天地之间，唯人为贵，人之所贵，莫过于生。"行医20年，居马泰的诚信医德是建立在崇高的爱民为民文化的理念之上的，他始终视牧民为亲人。20年的驻点生涯，翻雪山、过冰河，居马泰无数次遇险。2005年，家在包扎墩牧区奇巴塔沟里的牧民达开正在放牧，妻子吐尔逊古丽突然流产，牧民就立即捎口信给居马泰。按常规道路走，骑马需要6个小时，为了节省时间，居马泰放弃常规道路，选择了翻越海拔4000多米的达坂，正赶上达坂下大雪，山路已被大雪覆盖，雪深达3~4米，一不小心就会滑落沟底。当时，传口信的人劝说居马泰还是走常规道路，居马泰思量再三，为了赶时间还是决定翻越达坂，最终成功地救治了达开的妻子。当他被人问及当时为何决定翻越达坂时，居马泰说："如果去晚了，病人的病情就会被耽误，这是对病人的不负责任，我的良心绝不允许我这样做，哪怕危险些也是应该的。"

2010年，居马泰为救治一名发烧儿童，匆匆赶路，雨雪天气，马失蹄坠下山崖，居马泰摔到岩石上，因没有任何通信设备，他只能拖着伤腿，爬行了10公里路。

"这么多年来，确实也有机会把工作调到环境好一些的地方，但被我拒绝了，因为我觉得这里的牧民需要我，我也离不开他们，我和牧民就像一家人，这种亲情一辈子也割不断！"居马泰用自己最朴实的语言表达着对牧民的感情。

居马泰进山巡诊经常是一个月，这一个月里，他饿了就在牧民家里吃，困了就在牧民家里睡，牧民视居马泰为上宾。50岁的牧民阿依木古丽患有高血压，经过居马泰的救治，病情明显好多了。因家境贫困，阿依木古丽看病的药钱全部由居马泰帮忙垫付，她对居马泰感激不尽。其实，居马泰家里并不富裕，他一个月仅有的工资收入要维持全家五口人的生计。在这样的情况下，除了垫钱给贫困牧民看病外，居马泰还减免注射费以及诊疗费，赊账为贫困牧民看病。20 多年来，他免的注射费、医药费等近 10 万元。居马泰说："家里养了些羊和牛，一年可以挣上 1 万多，每年我都贷上三四万的款，有牧民家需要借钱的我都会借给他们。每个人的家里都会遇到这样那样的困难，亲人之间就是要相互帮助，能帮一把就帮一把。"

包扎墩牧区的医生换了一批又一批，艰苦的环境使很多年轻人坚持不下来。但居马泰不愿意离开，他说："这个冬牧场的路这么险，又没有通信工具，如果一个孩子发烧不及时就诊，如果一个妇女难产得不到医生及时的专业助产，如果一个老人需要的降压药不能及时送达，也许就会要了他们的命。所以他们需要我，我也离不开他们。"

### 3. 生命脆弱需守护，精准行医秒必争

有一年冬天，大雪封山，河面冰冻。居马泰被冰河拦住了回诊所的路的路上，他怀里抱的孩子名叫阿革兰，只有 8 个月大，由于上呼吸道感染发高烧已经两天了，在这样的高原和高寒地带，随时可能会转发肺炎，危及生命。牧场里缺少药品，居马泰必须以最快的速度把小阿革兰带回到 50 公里外的诊所。而他们的必经之地就是天山最艰险的一段路程，被当地牧民称为"魔鬼路"。

居马泰明白在行医过程中，忽视任何一个细节都可能给患者带来生命危险。因此，他在溜索上不停地叫着哭闹的孩子。临近傍晚，小阿革兰体温突然升高，咳嗽得更加严重了，居马泰停了下来，仔细给小阿革兰喂了仅剩下的一点药。跋山涉水后，大家都很疲惫，居马泰却一个人在冰河边剃起了胡子。这也是他每次转诊病患孩子时必须做的事。用他的话说："一边打鞭子，一边抱孩子。这样子面对面（测体温）可以随时看看娃娃的体温怎么样，但是有胡子娃娃不舒服，胡子刮掉比较好。"第二天小阿革兰病情加重，但回诊所的路上，却要面对海拔 4200 米高的雪山。在这样的冬季翻雪山被当地牧民认为是最危险的事。在厚厚的白雪下面，掩盖着无数的悬崖和冰川。居马泰在这条路上往返 20 年，熟悉这里每一条路的分布，可依然不敢有丝毫的掉以轻心。他的三匹马都曾摔死在这样的路上。"我和马一块下去了，摔倒了，马死了，我

活着。"这让居马泰身上留下了三处旧伤，每当天气寒冷伤痛就会加剧。可他还是毫不犹豫地承担起最危险的事——用自己的身体为阿革兰和阿革兰的妈妈开辟出一条安全道路。峰顶气温骤降到零下25度，扑面的冷空气让人无法呼吸，一米多厚的雪，让每一步移动都非常艰难。4个多小时不停歇地赶路，马终于支持不住了。两昼夜的奔波，居马泰体力已经透支，可是他知道自己是小阿革兰最后的生命保障，无论脚下的路多么艰难，多么漫长，无论还要面对怎样的风雪，除了坚持，他已别无选择。两个小时后，居马泰带着孩子终于回到诊所。经过一个星期的治疗，小阿革兰终于恢复了健康。他是居马泰在天山深处"魔鬼路"上转诊的第92个病人。在这20年中居马泰救治过192位病人。他就是这样冒着生命的危险在极地行走，守护着1500多户牧民的健康。

2011年9月，居马泰的弟弟叶尔波力患高血压，其间都是居马泰在照顾。但就在居马泰去包扎墩进行巡回诊疗时，弟弟高血压发作并且脑出血，家人不知道情况，使弟弟失去了最好的治疗时机而不幸去世。居马泰在包扎墩没有任何通信工具，等他一个月后回到家的时候，弟弟已经去世，而且连丧事都办完了。谈及弟弟叶尔波力，居马泰忍不住落泪了，不住地说着："对他很愧疚，没有照顾好他！"

除了弟弟，居马泰愧对的还有家人。他说，我一年有10个月在牧区巡诊，家里的事情全凭妻子赛山木汗照料，三个孩子最小的7岁，妻子也长期患病，已经动了5次手术，身体非常虚弱，非常需要照顾。但因为工作原因亏欠他们的太多！今年16岁的女儿高哈尔说："因为父亲的工作特殊，一年也很少见到父亲，对父亲的了解非常少，印象中都是母亲在照顾家里。""母亲前几次动手术，父亲都不在跟前。"女儿高哈尔说，不过母亲很理解父亲，经常给我们讲，你们的父亲是为了大家才顾不得小家的，有时确实想过让父亲调离岗位，但一想还有那么多困难的牧民需要父亲帮助，就默许了，转而还帮着父亲做起了"助手"工作。

**4. 诚信阳光照人生，勤奋唯志造英雄**

2013年1月8日，新疆伊犁哈萨克自治州特克斯县包扎墩牧区阿尔帕萨斯牧业卫生所医生居马泰·俄白克家里像过节一样热闹，牧民们得知居马泰获得了"最美乡村医生"殊荣后纷纷前来祝贺。

这次居马泰获得了这么高的荣誉，大家都替他高兴和骄傲。安尼瓦尔是居马泰多年的邻居，他对居马泰的评价是"热心、善良、肯吃苦、责任心强"。他说："这么多年来，居马泰坚持在环境恶劣的牧区为牧民看病，真的是非常不容易。"大家一致认为："居马泰行医数年来，抢救的病号无数，把群众的安康放在第一，而且态度好，医术好，是一个难得的好医生。"居马泰在平凡的工作岗位上，以救死扶伤为己任，守得住寂寞，耐得住清贫，经得起考验，始终兢兢业业、任劳任怨地奉献着自己的生命与青春。这种一心为民的无私奉献精神，无愧于他"最美乡村医生"的荣誉称号！居马泰有心脏病，已不适合高原工作，县里多次调他去农业村，但他拒绝了。他说，苦我已经历过，牧道我最熟，不要让年轻人重复我的经历。

居马泰这种"对患者高度负责"的工作态度、淡泊明志的医德情操和医者仁心的关爱精神值得每一名医务工作者学习。

### 三、仁爱聪理心路宽，诚信爱民勤不倦

奉行诚信管理文化是上医之境的基石。古人云："夫医者，非仁爱之士不可托也，非聪明理达不可任也，非廉洁淳良不可信也。"做一时的好医生不难，做一辈子的好医生不易，但王争艳做到了。王争艳是一名中国共产党党员，武汉市汉口医院内科副主任医师，曾经担任医院金桥社区卫生服务中心主任。她用白求恩"毫不利己、专门利人"的精神要求自己，用一份医者的仁爱之心追求着"上医之境"，她的精神和品格闪耀着时代的光辉，实践着人民的期望，彰显了共产党人的奉献精神！

《千金要方·大医精诚》有言："博极医源，精勤不倦。"长期以来，王争艳就像一块璞玉，在党组织的关心、爱护和引导下不断被"打磨"，在岗位上用自己的言行带动着身边每一个人，发挥着党员先锋模范带头作用，实现着人生更大的价值。

"先看病人，再看片子，最后看检查报告，是为上医；同时看片子和报告，是为中医；只看报告，提笔开药，是为下医。"王争艳毕业于同济医学院，一代名医裘法祖曾给她上过大课，裘法祖的教诲深深地影响着她的从医生涯，使她对每个患者都严格地执行"视、触、叩、听"诊疗原则，身体力行，追求"上医之境"。在 25 年的从医生涯中，王争艳铭记师训，坚持原则，严谨求实，兢兢业业，精细管理，没有发生过一起因开药、开检查单或过度治疗被患者投诉的情况，真正践行了上医准则，展示了共产党员的优良品质。一年365 天，只要是上班时间，她的口袋里总是装着一个小电筒，一包棉签，一副听诊器，一块手表。这是她用来初诊病情的"武器"。她诊疗有个习惯，就是从不打断病人讲述，始终微笑着注视对方，之后，她会用双手为病人做检查。这双虽很平凡，但布满老茧、褶皱横生的手就像一台精密仪器，可以在病人就诊的几分钟里，基本锁定病源。

对于王医生的"视、触、叩、听"的威力，黄陂农民刘耀东深有体会。刘耀东是一位朴实的农民，几十年来因持续消瘦四处求医，做过无数次的检查和诊断，有的一次花费上千元仍无结果，这给并不富裕的家庭带来了极大的困难。"我不检查了，查了这么多年还是没有结果，还有什么看头呢？"在耐心细致地听完刘师傅的诉苦后，"来，检查一下"，王争艳面带笑容，开始了她的"检查"，手电筒、诊断器、棉签、手表一一登场后，只见她用双手"摸"了 10 分钟，反复检查患者身体的相关部位，并询问："您是不是得过血吸虫病？"刘耀东惊讶："几十年前的事，您怎么晓得？"就是这些平常功夫化的"检查"，让刘耀东逢人就夸："王医生真是神啊！"后来在王争艳的建议与治疗下，刘耀东的身体一天比一天好，也慢慢地摆脱了持续消瘦的困扰。

《千金翼方·序》有言："良医则贵察声色，神工则深究萌芽。"家住后湖余华林的石婆婆因双脚严重肿胀，多次到大医院检查诊断未果。石婆婆的女儿慕名找到王争艳，王争艳不顾恶劣天气，到患者家中出诊。交通不方便，石婆婆的女儿坚决要求王争艳坐出租车过来，费用由她们报销，王争艳却拒绝了，坚持让同事骑着电动车送她到大路边，再步行 1000 多米到患者家中。进门后，只见她先把自己的双手搓热，把听诊器捂在手里，等听诊器热了以后，才开始为婆婆检查，从头一直查到脚。在检查到严重肿胀的双脚时，王争艳丝毫没有犹豫，只见她一个一个掰开老人的脚丫查看。这个王争艳看来平凡的动作，却让石婆婆的女儿感动得热泪盈眶，因为平时连女儿都是忍着臭味给母亲洗脚，而她却一点也不嫌弃。最终确诊老人的病根就是脚气，在王争艳的精心治疗下，石婆婆逐渐康复，一家人都感动不已。

《尚书·周书》有言："功崇惟志，业广惟勤。"几十年来，王争艳坚守承诺，对患者全心全意，始终坚守因病施治，让病人花最少的钱得到最好的治疗效果。别人爱开高档"先锋"，她常用青霉素；别人诊病多靠抽血化验，她靠"多问一句"。她对每一个来就诊的病人都会细心地了解病情，对症下药，从不让病人花过多的钱，她开出的处方平均费用只有 50 元左右。患者王荣华患有"亚急性联合变性"十余年，理论上应长期住院才能保住性命，但王荣华一家穷得连医保中自己支付的部分都拿不出来。王妻说，丈夫不是将死于病，就是将死于缺钱。贫困的家庭情况让王家人基本上放弃了治疗，王荣华也逐渐放弃了生的希望。十余年前，王荣华慕名找到王争艳。在详细地了解病情及其他情况后，王争艳的方案是，抢救一缓过劲就让病人回家，她来根据病情调整药物，王妻拿处方去药店买药。这一方案，已维持一个少见疾病患者的生命十余年，同时也让这个家温暖起来。对于王妻饱受压力的哭诉，每次王争艳都是耐心地倾听，贴心地安慰，她不仅仅是一个称职的医生，更是给人踏实、给人信心的一个亲人！确切地说不是亲人胜似亲人！"没有王大夫，就没有我丈夫的命，我们这个家就完了，去哪里找这么好的医生呀！"谈到王争艳医生，憨厚的王妻都会热泪盈眶，无法用言语表达自己的感激。

《伤寒论·伤寒卒病论集》有言："上以疗君亲之疾，下以救贫贱之厄，中以保身长全。"虽然自己的生活并不富裕，但王争艳养成了替患者垫钱的习惯。平时，遇到病人经济条件较差的情况，几块钱的挂号费，十几块钱的药费，她常垫。一个农民工在工地摔伤，连缝合带药费 30 元，病人只有 20 元，王争艳垫了 10 元钱。第二天，一瘸一拐的病人捏着 10 元钱回来了，将钱归还给了自己心目中崇敬的医生，传递着信任之情。

一心扑在患者身上的王争艳拥有了一群忠实的患者"粉丝"。从医院江岸门诊到汉口门诊，从汉口门诊到金桥社区卫生服务中心，王争艳对患者真诚的爱心和细致，让她走到哪里，患者就跟到哪里。64 岁的患者钱桂英就是其中之一，说到王争艳，这位老人就有说不完的话："王医生就是有一颗医者父母心，让我们'顺心、放心、安心'。她态度好、技术高，每次都能耐心听我们讲完，总是把病说得很透彻，这个疾病是怎么发生、发展的，药有什么效果和副作用，她心里明明白白，说得也让你很放心；每次开完处方，她还要一点一点交代清楚病人回家后的衣食住行。她真是把病人的担子都挑在自己的肩上，让我们时时刻刻都感觉很安心。很多病友感觉都是一样的，所以我们铁定一辈子跟着她，她调得再远，我也乐意找她看病。"

王争艳面对群众疾患，用心诊疗，治好了许多疑难重症；面对患者困难，慷慨解囊，垫付药费不求回报；面对金钱财物，毫不心动，不收红包拒拿回扣；面对医疗歪风，以正压邪，不开大处方，不滥做检查；面对重症疾患，不怕脏不嫌累，亲手为心血管患者掏大便，抢救乙肝患者口对口人工呼吸长达半小时，为确诊病情抱着有脚气的脚丫一个一个掰开查看。她是人民群众的贴心人，是构建和谐医患关系、德技双馨的人民好医生。

《千金要方·大医精诚》有言："凡大医治病，必当安神定志，无欲无求。"王争艳以身作则，以共产党员的模范带头作用，用自己坚守的行医准则影响和带领每一位科室成员，建立起了一个患者信赖的医疗团队。她是一位副主任医师，但她大学同学的收入和待遇都远远超过了她。远在南方的同学邀请她去那边工作，她没有答应，并说："在汉口医院工作了一辈子，医院给予了我很多荣誉，我很感激组织对我的培养，虽然这里待遇不高，工作也忙，但同事们对我很好，患者们都很信任我，我很开心，感到很满足，特有成就感，我已经离不开这里了。"王争艳几十年来虽然不能像她的同学那样富裕，但她淡泊名利的心态，始终让她感觉到踏实和幸福。

## 四、在中华医道中学习管理，在失明患者中修炼光明

### 1. 诚信管理，我一定不能让我的患者失望

"我一定不能让我的患者失望。"这是一位眼科医生的行医境界，也是诚信管理的具体表达与心路准则。在光线昏暗的诊室里，他用一双慧眼，辨析着隐匿于内眼深处那千差万别的眼底疾患；在洁白静谧的手术室内，他的一双巧手在直径仅为23毫米的眼球上进行微妙而精细的手术。尽管难得体会到患者手术以后那种"拨云见日"般的喜悦，但是，他享受到了为患者保住最后光明的幸福。他就是首都医科大学附属北京同仁医院眼科主任、教授、博士生导师——魏文斌。

孟子曾曰："诚者，天之道也；思诚者，人之道也。"魏文斌从事眼科临床工作20余年，在眼底病治疗领域持之以恒地践行着"在黑暗中修炼光明"的事业，完成眼科手术近万例，其中复杂性玻璃体视网膜手术5000余例。对全国各地慕名而来的患者，他一视同仁，忘我工作，常常增加挂号到七八十个。为了多看一个病人，他经常坚持少喝水、少上厕所、不吃午饭，从早上8点一直看到下午3到4点，尽量把时间留给患者。有时，同事们劝他少加几个号，他总是说："患者来北京看一次病多不容易啊，他们都不富裕，多待一天就多花一天的钱，我自己辛苦一点，能给他们减轻不少负担呢。"为了更好地解答患者对疾病的疑问，他至今仍坚持亲自为全国各地的患者回信。此外，他还十分体恤贫苦群众，多年来一直坚持资助多名失学儿童，利用空余时间积极参加各类扶贫帮困活动，他的足迹遍布全国各地。

按照医院安排，魏文斌出一次门诊最多可以挂30个号。但看到那些千里迢迢从贫困地区赶来的患者，他只想着赶快把他们治好，让他们早点回去。一次，一位农民老大爷来找他，颤颤巍巍地展开手里捏着的一张小纸条，上边写着魏文斌3个字，那张纸条皱皱巴巴的，一看就是不知多少次被展开，又多少次被攥紧。魏文斌不禁愕然，那张纸条上寄托的可是患者的全部希望啊！"我一定不能让我的患者失望！"他总是尽最大努力让患者看上病。

魏文斌对于贫困患者，尽量帮他们节省每一分钱。在不影响治疗的情况下，能用便宜的药绝不用昂贵的药；能吃药打针解决的绝对不做手术；能准确判断是视网膜脱落的就不再做超声波检查。他给自己定了一个目标：患者等候住院时间不能超过2周，患者住院等候手术时间不能超过3天。

有一年大年三十，一位来自深圳的视网膜脱落患者焦灼地辗转了几家大医院，找不到做手术的医生。来到同仁医院后，魏文斌立即为他安排了手术，有人问他："大年三十你还做手术呀？"他说："过一个年，患者就要耽误7天，手术成功率就会降低，视力恢复会很困难。"一天晚上9点，和魏文斌一起出门诊的助手发了一条微博："都这个点了，魏主任还在出门诊呢。作为一名眼科人，我心疼我们的主任；但同时我也能体会到患者对他的等待和需要。"经过了解，那天魏文斌看了100多个病人。他的工作量不仅是在同仁医院，甚至在全国的眼底学科都是最大的。

### 2. 智慧管理，从勤学求道开始

智慧来之于实践，来之于理论的学习。医生的智慧来之于勤学，来之于求新、求实、求是、求师。苦读有恒，好学无时；天道酬勤，厚积薄发。机会总是青睐那些有准备的头脑，付出了总会有收获。1986年，魏文斌以优异的成绩毕业于安徽医科大学并当选为省级优秀毕业生。那年恰逢北京同仁医院建院100周年，亟须储备人才。魏文斌被同仁医院派往全国各地招募人才的专家选中，兴奋的心情一时难抑，怀揣派遣证，他迫不及待地登上北上的列车，向着心中憧憬的医学殿堂驶来。

可他怎么也没想到，迎接他的不是巍峨矗立的医学大楼，也不是环境雅致的诊室，更不是设备先进的实验室，而是老吊车在空中转动的长臂，是推土机辛勤作业的轰鸣，是满眼废墟、即将奠基的新门诊病房大楼的工地。就这样，他同40多名全国各地的学子们一起住进了集体宿舍，住进了一排在工地旁边用纤维板搭建起来的简易房。男生10人住一间，女生7人住一间。尽管条件非常艰苦，但是，"明天会更好"的歌声却时常回荡在充满青春活力的宿舍上空。

　　在担任住院医师的 5 年时间里，门诊、图书馆、集体宿舍是魏文斌的"三点一线"。为了尽快掌握专业知识，提高为病人服务的本领，他坚持每天下班后到图书馆看书学习，晚上直到 9 点半闭馆以后才离开，下了夜班也从来不休息，而是跟着老专家出门诊。老专家们看到这么用心学习的年轻人，便把多年积累的经验耐心地传授给他。

　　眼科作为重点学科，每年都要接收本科学生，举办各种全国眼科手术学习班，参加培训的学员们和新来的医生及学生，都需要用猪眼来练习，可取猪眼的活又脏又累，很多人都不愿意干。魏文斌主动承担了这项工作。往返于医院与大红门肉联厂之间，这位彬彬有礼的青年学子给工人师傅们留下了很好的印象，师傅们主动将猪眼留给他用。这 5 年多的经历，为他日后在眼科手术技术方面的纯熟老练奠定了坚实的根基。1994 年 10 月，魏文斌被派往法国国家眼科中心进修，那里原来是一个盲人医院，是一家慈善机构，已经有 300 多年的历史了。魏文斌在业务工作上的第一个感受是那里的资料很丰富，而且可以免费复印。他每天白天工作，之后便去图书馆看书，一直到图书馆闭馆。长此以往，他和图书馆越南籍的管理员成了好朋友。每天闭馆以后他会帮助管理员整理图书，而管理员则会把新到的图书、杂志给他留着。回国的时候，魏文斌把在当地购置的原版书籍和复印材料作为随身携带的行李。因为担心超重，他将书籍资料缩小复印，还把多余的白边全部裁掉。魏文斌风趣地说："我带回来的全都是字，一字值千金啊！"

　　3. 精细管理，用智慧取得每个细节的成功

　　眼底科疑难杂症最多，病情最为复杂，治疗难度大，风险也很高，无论手术多么完美，病人的视力也很难有较大的提升。然而，登攀需要技巧，需要智慧，需要对到达理想高峰的每个环节进行精细操作与精细管理。否则，将会给患者带来永久失明的风险。如果把人的眼睛比作照相机，眼底就相当于照相机的底片，专门负责感光成像，如果它出现了问题，病人就会面临失明的危险。所以，在《同仁眼科手术笔记》一书中，魏文斌在《在黑暗中修炼光明——眼底手术探微与拓展》一章中这样写道："刚刚成为一名眼科医生时，玻璃体

视网膜手术在我国方兴未艾。高难度的玻璃体切割手术刺激着我的每一根神经……当终于真真正正成了眼底专业医师后，一股焦躁，不，更确切地说是沮丧的情绪却经常包围着我。为什么呢？无论医生怎么努力，无论手术多么完美，但是由于视网膜神经结构的特殊性，不少患者术后很难达到0.3以上的视力。特别是晚期患者，甚至仅能达到解剖复位。每天，面对着我的患者，在暗室中，仔细地搜寻着脱落的视网膜皱襞后掩藏的裂孔；每天，透过镜头那一束光线，在手术室里一点一点地剥离增殖的纤维膜，再将视网膜一点一点地展平。看着被自己精心、精细整复一新的眼底，常常叹息：有意义吗？我几乎要放弃。但如果放弃，又会怎样？患者这仅有的光明将一点点丧失，眼球将一点点萎缩，黑暗将彻底把他们包围。"

一个冬天，北京刮着五六级的大风。从甘肃远道而来的翁先生带着9岁的儿子小信，慕名到同仁医院找眼底病专家魏文斌。由于先天性脉络膜缺损，视网膜病变，小信的右眼已失明，左眼仅有一点光感，而且也有失明的危险。父亲带着儿子辗转了多家医院，都被告知没有治疗的希望。当地一位医生说："去北京找同仁医院的魏文斌吧，也许还有希望。"

小信的眼疾属疑难病症，魏文斌不忍心让这个经济并不富裕的家庭在付出不菲的手术费后还是失望。可孩子才9岁，美好的童年还没结束，冰冷的黑暗便要将孩子眼前唯一的亮光吞噬，这似乎比收获失望更为残忍。

魏文斌把目光转向孩子，这个9岁的男孩表现出超出年龄的成熟，从第一次看病开始，除了回答魏文斌提的问题外，便低垂着头，没有神色的大眼睛死死地盯着一个小角落。魏文斌不能保证把光明还给孩子，但他从孩子微微颤抖的双眸里读到了对光的渴求。而他，是唯一可以给孩子光明的人。这是一场高难度的手术，进行了两个多小时。术后第二天，要拆纱布了。结果会怎样，魏文斌担心着。纱布一圈圈地从孩子的头上转移到魏文斌的手上，当最后一圈纱布从小信眼前拿掉时，孩子没有任何反应。魏文斌的心提了起来。几秒钟后，小信突然惊呼："我看见你啦！"他的小脸上写满了雀跃。几天来，这是魏文斌第一次看见孩子的笑容！那一刻，他的眼睛湿润了。经检查，小信的视力只有 0.03。0.03 是什么概念？即患者要用放大镜并且贴在视力表上，才可以看得清最大的那个符号。患者可以看得见身边的人和物，不过只是模糊的轮廓。一瞬间，魏文斌顿悟，原来一丝光亮对人的生命如此重要！0.03，就是光明和黑暗的分界，就能让患者未来的人生充满光明。对于医生来说，0.03 的光明就是一种幸福，就是医生的职责。

4. 创新管理，寻找到攀登高峰的阶梯

眼底病是眼科疾病的底线，是治疗中的关键。不仅要守，更要攻。为此，魏文斌不屈不挠地寻找技术创新之路，攀登眼科学的高峰。

郭沫若曾说："科学也需要创造，需要幻想，有幻想才能打破传统的束缚，才能发展科学。"在魏文斌眼里，眼底是一个无边无际的浩瀚世界，一个需要穷尽毕生精力去探索的蕴藏着无穷奥秘的世界。每一个眼底病人的情况都不一样，就是同一种病，不同病人的病因、临床表现、处理方法和预后也各不相同。过去眼底手术成功率很低，双目间接检眼镜的发明及其在临床的应用、显微手术的发展，让眼底手术有了长足的进展。通过日复一日的勤学苦练，魏文斌掌握了扎实的运用双目间接检眼镜和显微手术的基本功，为他诊治包括肿瘤在内的各种眼底病打下了雄厚的基础。

爱默生说："智慧的可靠标志就是能够在平凡中发现奇迹。"视网膜脱离是常见的致盲性眼底病，脱落了的视网膜卷成一簇，好像一朵朵花苞。显微镜下，凭借一束导光纤维，把翻卷的网膜——术语叫"翻卷瓣"——展平和固定，是眼底医生最具成就感的事。魏文斌把这种感觉形容为"精细而纤巧的成就感"。20 年来，魏文斌共做了 1 万多例复杂性玻璃体视网膜手术。葡萄膜黑色素瘤是成人最常见的眼内恶性肿瘤，以往经典的治疗方法是眼球摘除术。能不能探索出一种既能保留眼球，又不影响生命预后的治疗方法呢？在综合考虑患者的视力、肿瘤大小、部位和生长特征以及全身状况的情况下，智慧管理的意识，更加坚定了魏文斌设计一套现代玻璃体视网膜显微手术技术的创新行动计划，并成功进行了眼内肿瘤局部切除手术。截至目前，他已成功开展此类手术 150 余例，是国内开展这种手术最多的医生。

驱逐性脉络膜上腔出血，是一种临床上很难处理、非常严重的手术并发症，被称为"医生和患者的灾难"。魏文斌经过长期的观察和深入的研究，弄清了脉络膜上腔出血的发病机制和病理生理过程，融合玻璃体手术技术，设计了一整套手术方案，终于找到了处理这种并发症的方法。1998年，在全国中青年眼科学术大会上，他第一次把治疗脉络膜上腔出血的研究结果向全国同行汇报，引起了很大的轰动，并受到眼科前辈们的充分肯定。这项成果获得北京市科技成果三等奖、中华医学会中青年外科医师二等奖。

2006年11月，魏文斌以访问学者的身份前往加拿大和英国的医院进行学术交流。2007年2月他回国的时候，花6000多元人民币买回了两个巩膜敷贴放射治疗器的样品。这两个样品由放射线穿不透的特殊金属制作而成，有了它，医生就可以对眼肿瘤患者实施局部放射治疗。这项技术在国内还是空白。魏文斌随后申报了这一课题，并获得了北京市科委的支持。目前，通过与北京北方生物技术研究所合作，国内用于眼内肿瘤近距离放射治疗的特制放疗产品正在接受进一步的临床验证。这项技术在为患者保住眼球，减少并发症的同时，还大大降低了手术费用。

凭着一名眼科医生的责任感，魏文斌勇敢地闯进了被称为"手术禁区"的黄斑区，在这个厚度要用微米来做度量单位的视网膜最薄弱的地方舞动手术刀，并总结出黄斑前膜手术的理论和成熟的实践经验，使濒临失明的患者重获光明。在完整记录这项突破性手术的笔记中，魏文斌写了这样一段话："仁慈的医者之心，可以将手术风险所带来的名誉风险置之度外；而娴熟的手术技巧则可从容面对术中出现的一切意外。"

### 5. 系统管理，体现智慧管理的价值

让患者重见光明的眼科工作涉及许多环节，是一项系统性的管理工作。如何做到运筹帷幄之中，决胜千里之外，就看医护人员是否具有智慧管理的意识。因为在错综复杂的事物体系中，只有发挥智慧管理的作用，才能寻找到最佳的解决方案。在很多次扶贫活动中，魏文斌曾经亲眼看到基层眼科人才的严重缺乏，诊疗能力非常有限；也曾目睹很多贫困眼疾患者，由于根本走不出大

山去求医，只得在等待中渐渐失去光明。因此，只有在全国培养更多的眼科医生才能解决看病难的根本问题。

马克思曾说，当我们得到理解的时候，智慧是不会人为地枯竭的；智慧同智慧相碰，就迸溅出无数的火花。为此，魏文斌将更多的精力投入到为基层培养眼科人才的事业中。这就是他选择的智慧管理之路。除了在自己任教的首都医科大学讲课、指导研究生外，他更多地接收进修医生，把越来越多的时间花在讲学上。贵州、安徽、江西、山西、新疆、青海、西藏、四川、甘肃……他的足迹踏遍祖国大江南北。他努力让基层医生能学到诊疗的规范和先进的医疗手段，感受到国内外眼科最新的医疗进展。他也感受到了基层医生强烈的渴求。为了把同仁医院的经验传播给更多的同行，26 年来，他将工作经验、体会进行总结、整理，主编了《眼科手术操作与技巧》《眼底病诊断与治疗》《同仁眼科医生手术笔记》等 19 本专著。这些书全部以临床实用为中心，易懂易学，对于提高临床医生的专业技能具有极强的指导性和可操作性。由他主编的涉及眼科多个专业的"同仁眼科系列图谱"丛书共 7 本，图文并茂，按照"口袋书"的标准设计编排，方便基层医生随时随地拿出来参考，答疑解惑。魏文斌还自费万余元购买了 10 套丛书，送给西藏、新疆等偏远地区的医院。2012 年年初，他在兰州讲学时，听课的人中竟然有一位 80 岁的老医生。魏文斌从上午 9 点讲到下午 5 点，老医生也从上午 9 点听到下午 5 点，一丝不苟地记笔记。他两次到西宁讲学，这位老医生都自费跟到西宁。

除了出书之外，魏文斌经常利用休息日赴老、少、边、穷地区讲学、义诊，还经常走进厂矿学校开设科普讲座。他说，为人民群众带去科学知识，真正提高全民素质是自己不可推卸的责任。2008 年 11 月，魏文斌作为香港福佑基金会的义工赴四川地震灾区进行实地考察和灾情评估，却不幸发生意外，腿部骨折。在接下来长达数日的治疗、康复过程中，他亲身感受到了患者内心对医生的期待和渴盼，体会着医生的价值使命，思考着改善医患关系，期待着基础教育与科学知识的普及。

孙思邈曾在《千金要方》中写道："博采群经，妙解阴阳。"从 11 月 8 日接受全麻手术，到 12 月 16 日坐在自家的阳台上思考人生，魏文斌教授竟写下了 2.6 万余字的疗伤日记《华西住院日志》。

他这次在喀龙沟意外受伤，因为是学医的，懂得自救，减少了再损伤。但他是个眼科医生，对目前的骨科领域也知之甚少，在治疗和康复过程中，仅有的一点扫盲知识根本就不够用。和他一起经历了这场意外的同伴也感到，面对意外的灾难太需要懂得如何自救和救人了。今天我们的社会，如果少一点浮躁，少一点急功近利，在惠及广大群众的科学知识的普及方面多一些投入，那才是真正的进步，全民的素质才能得到真正的提高。

同时，他也想到了建立和谐的医患关系，医务工作者应该做的和现阶段可以做的事情。他在华西医院住了 14 天院。这 14 天，他亲身体会到了病人的需求、病人的希望。病人希望得到最及时的治疗，希望知道治疗后的效果，希望医生出现在病房，希望医生能倾听自己对病体感觉的诉说，以解除自己的种种疑问，希望得到组织功能恢复训练的指导……他也体会到了，医生的每一个笑脸都能让病人感到温暖，每一个耐心解答都能让病人的精神放松，每一句温情的话语都能让病人得到心灵慰藉。作为一个有爱心的医生，他是懂得病人的痛苦和希望的。但"懂得"和"亲身经历"有根本的不同！他在自己的《华西住院日志》里写道："只有自己真的成为病人，才确实体会到病着的感觉、病人的主诉、病人的期待，这也许是这次意外受伤的收获吧，为做好医生上了一堂在校园和在医院里工作时都无法学到的实习课！"

在忍受着比骨折还疼的痛苦，做着功能训练的时候，在整个康复期间，他想到了更多。比如，手术的目的是什么？这个似乎不成问题的问题，对许多医生来说，却是个大大的问题。所有的外科医生，没有不重视手术技术的学习和提高的。但手术的目的，难道仅仅就为了把病灶祛除？把受伤的器官组织缝合？不。其实手术只是手段，无论身体生出什么病灶，是感染、长了肿瘤还是意外受伤，治疗的最终目的是恢复器官组织的功能，让它发挥原有的作用。因此，对于一个医生来说，手术只是治疗的一部分，还要通过对病人术后并发症及后遗症的预防和治疗、正确的护理和功能训练的指导，才能构成完整的系统管理治疗。而后者，却是在医疗实践中特别容易被忽视的部分。

3个月多后，当魏文斌拄着拐杖重新坐到诊疗桌前的时候，他对于他的病人有了新的理解，对于手术和手术后的处理也有了新的理解。这种理解带来了同仁眼科在施行医疗服务时一些新的举措和规范。

他的《华西住院日志》最后一篇的最后一段话是："虽然伤口时常还会痛，可是心里坦然了，知足了，觉得自己很'富有'！同样，也明白此后的人生该如何走才能走得心里踏实，走得心安！"

### 五、追求精湛医术，献身医疗事业

#### 1. 精细管理源于对人民的高度负责

李斯曾曰："泰山不让土壤，故能成其大；河海不择细流，故能就其深。"医生工作的神圣之处就在于它像泰山、像河海，每一个细节均影响着人的生命健康状态。第四军医大学附属西京医院麻醉专家陈绍洋教授，20多年来每天早上7点前出门，凌晨1点后回家。每台手术麻醉，他始终做到术前查房，和患者悉心交流，消除病人紧张情绪；术后随访，观察麻醉反应，交代注意事项，鼓励患者安心养病，把每个危险信号杜绝在萌芽状态。

汪中求说过："细节不是'细枝末节'，而是用心，是一种认真的态度和科学的精神。"陈绍洋教授不仅对工作精细，对自身的要求也更加严格。他追求精湛医术，把解除患者病痛当作最大快乐。他几十年如一日，勤奋好学，刻苦钻研，不断挑战专业前沿，掌握了过硬的麻醉技术，创造了麻醉界一个又一个奇迹。他常说："作为医生，一要对病人好，二要技术好，我们就是要用知识和技术来挽救病人的生命。"从普通护士成长为全国著名麻醉专家，他每天晚上坚持学习3小时，如饥似渴地"弥补自己的不足，追赶自己的目标"。

精细管理是在创新管理的过程中对每一个重要环节的精细管理，为获取创新的成功提供必要的条件。1997年，医院开展国内首例活体肝移植手术，麻醉技术要求高、管理风险大，在没有经验可借鉴的情况下，陈绍洋吃住在办公室，查阅国外文献、收集病例，制定术前准备、术中管理、术后配合等一套完整麻醉方案，在手术室奋战 72 个小时，有力保障了手术的圆满成功。近年来，他先后承担世界第二例、全国首例换脸术，世界首例异位辅助性活体肝移植，全国首例心肝肾同期联合移植等 30 多项重大手术麻醉任务，完成各种复杂手术麻醉 7 万余例，总结出一整套安全、有效、可行的大器官移植术麻醉方案，没有出现一例明显并发症，无一例医疗纠纷，创造了全国麻醉界纪录。

陈绍洋说："在手术台上，外科医生是治病的，麻醉医生是保命的。""麻醉不仅是一门科学，更是一门艺术，要做到'梦醒之间，游刃有余'，医生 1% 或 1‰ 的医疗失误，对于病人和家属来说，却是千真万确的 100%。"他注重从每次麻醉中寻反思、找差距，使麻醉医术做到了出神入化，被业界誉为"麻醉大师"，这一切彰显了一名上医的大智慧。

陈绍洋教授在自己行医的生涯中所取得的一切精细管理的硕果均产生于对人民高度负责的思想沃土。

**2. 崇高的职业信仰，生命的动力源泉**

"天地之间，唯人为贵，人之所贵，莫过于生。"一位 90 多岁老红军，患上了严重胆囊阻塞、面瘫、心肺异常等多种疾病。因手术麻醉风险高，病人辗转国内多家大医院，均遭婉拒。最后，病人被送到西京医院，陈绍洋主动请缨，以娴熟的插管技巧，建立呼吸通道，科学控制麻醉顺序、速度、剂量，保证手术成功，老人奇迹般康复。为了减轻患者痛苦，陈绍洋在专业领域潜心探索，先后获包括国家科技进步一等奖在内的 7 项重大奖项，23 项新技术新业务陆续应用到临床、服务于患者。他参与电针预处理脑保护研究，发现了电针预处理有明确的脑保护作用，能显著降低手术并发症，提高生存率。该成果在国内 51 家医院得到推广，使 5.3 万余例高危手术患者受益。他首次证实保持动脉二氧化碳分压不低于 4.0 kPa 和静脉输注胰岛素，有利于维持脑氧供需平衡，推动了颅脑手术麻醉发展。陈绍洋教授除了严格要求自己，还尽心传道育才，把守护群众健康作为事业进行传承。他胸怀宽广，甘为人梯，始终把培育更多医学人才、惠及更多患者、保障群众健康作为最大心愿，孜孜不倦地传知识、授技能、带作风。他先后培养研究生、进修生 400 余人，奔赴全国各地开展麻醉示教，到数十家军地医院进行技术帮带，使一大批青年医生成为全国、全军麻醉界骨干。

治病救人实质上也是一项复杂的系统工程，是涉及团队、个人信念、理念精神、技术等要素的系统管理，而一个人的诚信精神往往在取得成功的道路上起决定性的作用。陈绍洋教授难能可贵的是在自己也患疾病的情况下，依然将救治患者生命放在首位。由于长期超负荷工作，神经高度紧张，陈绍洋患上了严重的神经性皮炎和神经性耳聋。一次耳聋治疗期间，当得知院内有位煤气中毒重症患者急需抢救，他毫不犹豫地冲向事发现场，实施口对口人工呼吸，为挽救生命和后续救治争取了宝贵时间，病人成功获救，但他的耳聋更重了。

**3. 行医为民领航自己的心路，救治患者不顾自己的安危**

多年来，陈绍洋始终把救治人民群众生命放在第一位，倾心为患者服务。2012年4月他因患肝癌晚期，被实施了肝移植手术。即便如此，他在接受肝移植手术的前两天，还忍着肝区的疼痛，站在手术台前，连续奋战8小时守护患者的健康。滴水未进的陈绍洋在准备为一名重症病人实施麻醉时，剧烈的肝区疼痛再次袭来，他咬紧牙关，用拳头顶着腹部，终于完成最后一台手术。这时，由于体力不支，他双腿一软，摔倒在地。次日，他忍着剧痛，还为3名重症患者施行了手术麻醉，最终在家属和同事的"逼迫"下，他做了超声检查，发现肝脏上4个鸡蛋大小的瘤子顶破肝膜，已是肝癌晚期。做完肝移植手术后，陈绍洋由手术台前的医者转变为病床上的患者，但他热心服务患者的准则始终没有改变。他在移植中心病房进行术后恢复性锻炼时，透过玻璃看见肝移植术后病人李志铭突然晕倒，便立即冲进监护室。医护人员急忙劝阻："陈教授，您身体本来就虚弱，赶快回病房休息，这有我们呢。"他坚持说："这种情况我有经验，救人要紧。"病人面色苍白，处于昏迷状态，他马上对病人进行心外按压，并指导护士吸痰、加压面罩吸氧、静脉注射肾上腺素。一分钟后，患者心脏恢复跳动，转危为安，此时身体本来虚弱的他累得瘫坐在地上。

2013年1月，因为肿瘤转移，陈绍洋又被实施了股骨头置换手术。虽然身患绝症，他却依然信念不变，斗志不改，每天坚持工作10余小时，参与救治病人，整理临床经验，指导学生科研，用自己的医学实践和献身精神，履行着一心向党、行医为民的崇高使命，诠释了人民军医心系群众、践行宗旨的火热情怀。这是什么动力在支撑着他？是崇高的职业信仰！

移植手术后，他没有因为病情加重而停摆，反而因为生命的缩短而加速。因为一心牵挂着自己即将参加毕业答辩的 3 名研究生，刚刚做完第 10 次射频治疗的他，一大早就打电话叫他们带着毕业论文和答辩幻灯片到他的病房。他一边输液，一边对着答辩幻灯片，一张一张地修改，一字一句地斟酌，甚至连标点符号都不放过。护士送来药，他习惯性地拿起药送到嘴里，连水都顾不上喝，继续给学生指导。看到敬爱的导师被疼痛折磨，头冒虚汗，面容疲倦的样子，看着毕业论文上密密麻麻的圈点勾画，同学们伏在病床前泣不成声。陈教授强笑着安慰大家："不要哭，孩子们，不要哭，我们的生命会因为病魔的肆虐而终止，但我们守护群众生命健康的事业却会因为年轻的你们而永远延续传承。"一年来，他在病房审阅各类稿件 30 余篇，批改硕士论文十几万字，查阅了百万多字的文献资料，指导科研课题 8 项，编写 20 余万字的教材。医生让他静养，他说："我最大的心愿就是，在有限的时间里把平生所学留给学生和后人。"

他的恩师，著名医学专家，85 岁高龄的臧益民教授带着老伴来探望他，看着自己学生消瘦的身影，臧教授心疼地劝他要好好休息，不要太劳累了。他诚恳地说："我也知道自己的时间不多了，可还有很多事没做完。虽然我现在身体很差，但脑子还没坏，趁能撑得住的时候，就尽力多做一些。入党、从军、行医是我一生最光荣、最自豪的选择。人要知恩感恩，党和军队把我培养成一名军医，我就要用自己的一言一行、一举一动，来维护党和军队的形象，把党的温暖传递给每一名患者。"老教授眼眶湿润了，他缓缓举起右手，庄重地向自己的学生敬了一个军礼。一个人的生命是有限的，而崇高的事业是无限的，陈绍洋把有限的生命献给了医学这个无限的事业！

## 第三节　护士领航文化　引领服务心路

### 一、"八心"护理在发展中前行

上海市普陀区人民医院护士长于井子，从新疆知青子女成长为全国劳模、党的十八大代表。从事护理工作21年，于井子认真对待每次注射，认真完成每次补液，认真处理每次护理，认真解答每个疑问。以她名字命名的护理小组，将"病人入院热心接，病人住院真心待，病人述说耐心听，病人疑问细心答，病人需求尽心帮，病人护理精心做，病人出院诚心送，困难病人留心访"的"八心"服务人性化，将系统性护理法贯穿始终。由她带领的"于井子志愿者工作室"目前已发展志愿者900余人，开展志愿活动万余次，受益人数逾百万。

#### 1. 我们需要一双善于发现的眼睛

许多病人都因为于井子慕名而来，指名要住她管理的病房，而得到过于井子护理小组护理的病人，都对她们的服务赞不绝口。为了适应时代的发展需求，她们不断改进和完善"八心"人性化护理法。用于井子的话讲，我们需要一双善于发现的眼睛。然而，眼睛发现善事可为，其发现的功能需要一种医院领航文化的支撑。如今于井子的"八心"护理方法，已经从原来的服务做事发展为一种特色的服务文化，显示出一种延续性、导向性、整合性和维持秩序的领航文化功能魅力，对团队内部与外部人文环境改善均产生了积极的影响。

每逢佳节倍思亲。以前过元宵节，护理小组会为病人准备热气腾腾的汤圆，而现在，她们把音乐带到了病房，邀请有才艺的志愿者为病人表演节目。当小号、长笛等乐声第一次在病房里响起的时候，许多病人都激动不已。对一些年老体弱、行动不便的老年病人来说，"理发"成了他们头疼的事儿。细心的于井子发现后，主动联系会理发的志愿者，帮助病人解决了难题。她们还推出"流动图书进病房"的活动，当载满各类报刊书籍的流动图书车进病房时，给病人带来了很大的惊喜。

为了做好健康宣教，护理小组安排一名专职护士担任宣教员，负责有关健康宣教的各类事宜，制作图文并茂的宣教材料，播放相关视频指导，由护士现场示范演示等。护理小组还率先开展精细化管理，在病房走廊内安置了电子触摸屏，提供费用查询和满意度测评等服务，人性化护理服务渗透于她们工作的每一个环节。

### 2. 志愿服务是我工作的一部分

于井子常说："志愿服务是我工作的一部分，它是'八心'护理法内涵的延伸。"自2011年，医院正式成立"于井子志愿者工作室"以来，她积极带领志愿者们开展各类公益活动。在与市志愿者服务基地联动进行"蓝天下的至爱"募捐活动中，她带头募捐，用真情、真意感动路人，使他们参与捐款。

申新养老院的李奶奶已经年过九旬，腿脚不便，在养老院住了七八年了。于井子下班后经常会到老人那儿转一圈，为老人剥个橘子，帮老人测个血压……在老人心里，于井子和她的姐妹们就像自己的家里人一样，她们用真情与关爱温暖着老人孤独的心。

逢年过节，于井子还会探望社区经济困难的家庭和学生，为他们送上慰问品和慰问金。在她的建议下，志愿者工作室与启星学校签约，为该校学生开通医疗诊治绿色通道、医疗咨询热线电话，并设立了志愿者服务活动点等。

"六一"儿童节前夕，于井子又带领小组成员共同策划为儿科患者共庆节日的活动，还邀请了启星学校困难学生一起参加联欢。当于井子把学习用品送到孩子们手中时，孩子们个个笑开了花。

在于井子真诚服务精神的感召下，社会各界人士积极报名加入志愿者队伍，他们在门诊为病人导医，为残疾人推轮椅；在病区开展心理疏导，帮助病人树立战胜疾病的勇气和信心。

### 3. 一朵花开不是春，万紫千红春满园

多年来，于井子的先进事迹一直影响和感召着一批又一批医护人员。除了

区内各基层单位以外，华山医院、解放军四五五医院、市北医院等43家外区单位来院与于井子护理小组交流座谈。上海交大附属瑞金医院金鹤护理班组、普陀区中心医院黄瑾护理班组等20余家单位与于井子护理小组结对共建，医院四病区、神经内科病区、ICU等11个病区与于井子护理小组结成姐妹班组，大家相互交流，取长补短，共同提高。

于井子不仅在人性化服务和社会公益事业上有突出贡献，获得了全国五一巾帼标兵、第六届上海市"慈善之星"等诸多荣誉，而且在业务上也刻苦钻研，近年来，她在《中华医院管理杂志》《新护理》杂志上发表多篇论文，还承担了普陀区科委自主创新项目。

当于井子拥有越来越多光环的时候，我们看到的依然是一袭淡绿色的护士服，依然是一抹不张扬的微笑，依然是一个不停穿梭着的忙碌的身影。"我多一份爱心，病人早一天康复"，于井子用这句真切而淡然自若的话语，诠释着什么是烦琐中的纯粹、什么是平凡中的崇高！

从医护服务的视角看，"八心"护理服务方法延续着中华民族美德与血脉文化。从管理的视角看，"八心"护理服务的创新文化属于医院领航文化，即崇高的爱民为民文化、领导文化、教育文化和五大基元管理方法在医院护理文化建设方面的真实写照。

### 二、全心全意为患者服务，兢兢业业做好白衣天使

张家港中心医院倡导医院领航文化，通过开展"立德、立法、立人、立能、立新"教育文化活动，培养了不少白衣天使，展现出了奉行崇高的职业信仰的人格魅力，陈芳护士长就是其中之一。

陈芳，1989年参加工作，先后在内科、外科及手术室做护理工作，现任张家港中心医院外科病区护士长。从临床到手术室，从护士到护士长，这20多年的工作历练，让她深深懂得：作为一名白衣天使，既要有一丝不苟的工作作风、严谨的学习态度、严密的组织纪律，还要有良好的技术水平和对病人大爱无疆的胸怀。

陈芳一直将护理工作视为生命的一部分，将病人的满意视为人生最大的快乐。一个寒冷的冬夜，急促的电话铃声把她从睡梦中惊醒，她翻身下床接电话，"医院来了一位大出血的病人，情况非常危险，请你快来院参加抢救！"电话里传来了总值班急促的声音。陈芳二话没说，顶着凛冽的寒风匆匆赶到医院。原来是一位被刀刺伤的患者，伤及气管，患者口腔里不断地向外吐血，并用微弱含糊的声音呼喊："救我、救我……"一会儿，患者已处于休克状态，神志模糊。由于失血过多，患者外周静脉已找不到，这时开发静脉通道是首要措施。陈芳凭着经验为患者建立了一条生命通道，接着抽血、备血……抢救工作有条不紊地开始了。通过大家合力抢救，数小时以后，一条年轻的生命奇迹般地转危为安。

陈芳所在的外科病区病人多，工作量大，经常是忙得不可开交，上班早、下班晚，加班加点更是常有的事。由于医院徐建华院长手术技术高超，经常有一些病人慕名而来，特别是面对一些高龄的患者，避免术后并发症是工作的关键。在这种情况下，陈芳总是带领各班护士密切观察患者的生命体征，不时地替他们翻身拍背，雾化吸入，协助排痰和护理口腔等，预防口腔炎症及坠积性肺炎，并做好会阴护理，防止泌尿系统感染。有些病人术后几天经常出汗，陈芳便和护士们及时地更换床单，并对骨突出部位进行护理，预防褥疮，多翻身。经过她们的精心护理，患者均痊愈出院。每当患者病愈出院挥手致意的时候，陈芳心里很有成就感，她认为在护理这个岗位上，自己是患者的亲人，是患者的知音，是患者可以信赖和托付的称职护士。

在病人遭受身心创伤，精神几乎崩溃的情况下，医护人员及时的心理安慰和支持，有时胜似灵丹妙药。心理护理可以调动病人的积极性，增强其抵抗能力，达到战胜疾病、早日康复的目的。曾经有一位乳腺癌患者，手术后看到自己残缺的身体时万念俱灰，对生活失去了信心。陈芳知道情况后，找机会和她进行了长时间的谈心，引导她正确对待躯体上的残缺，并告诉她，现代医学的发展日新月异，以后可以做个乳房再造手术。陈芳的一番话温暖了患者的心。在消除了病人的心理阴影后，她为病人制定了心理护理、营养膳食、功能训练等一系列康复计划，慢慢地，自信和微笑又回到了病人的脸上。

多年的护理工作让陈芳深深地感到，护理患者不仅要有细心、耐心和爱心，还要有扎实的专业理论和熟练的专业技术。静脉穿刺是护士应掌握的最基本的技术，但是如果没有对技术精益求精的态度，对于一些特殊患者的静脉就难以做到"一针见血"。可是那些被一致公认的输液"困难户"，只要看到陈芳就像吃了定心丸一样放心，她用精湛的技术获得了无数患者及家属的信任和口碑，并在朋友圈赢得了良好的人缘。不知多少次输液室的患儿静脉找不到，医生就打电话找她帮忙；不知多少老病人来院复查增强 CT 时找不到静脉，就直接点名叫她去。一个冬夜，一阵急促的电话铃声把她叫到医院，原来是值班护士在为内科一位高热惊厥的患儿注射时找不到静脉，患儿的家属非常着急。情急之下，他们突然想起陈芳曾经给这位患儿静脉穿刺过，于是家长点名要她去。陈芳到了以后，经过反复查找，终于找到静脉。看着液体一滴一滴地滴入患儿体内，患儿家长感激地连声说："谢谢、谢谢，这么冷的天叫您起来，实在不好意思。"陈芳客气地说："没关系的，能得到你们的信任我非常开心！"多少回，像这样的事例她自己早已记不清了，她一直认为别人在关键时刻能够想到自己，说明自己的技术已经得到了他们的认可，这是她最倍感自豪的事情。

众所周知，肿瘤病人由于长期化疗，静脉输液非常困难。针对这类问题，陈芳通过了解，知道深静脉置管（PICC）可以解决这样的问题。于是在 2008 年年初，她到上海肿瘤医院进修学习，回到医院后立即开展了对深静脉置管这项新技术的实施。4 年时间里，这项技术为许多肿瘤患者减轻了痛苦，又提高了护理工作的效率和质量，减少了重复劳动，得到了领导的高度表扬和患者的一致好评。

作为一位护理工作管理者，陈芳深知要管理好整个病区，必须坚持"以人为本"的管理理念，关心和理解下属，创造和谐的工作氛围，培育团队精神。在陈芳的带领和支持下，科室内有一半以上的护士参加了继续教育。在她们需要参加考试的时候，在确保工作的情况下，陈芳总是想方设法为这些护士创造学习条件。她不仅自己加班顶班，还动员不参加考试的同事相互帮忙，让赶考的护士多点时间复习。

为了提升医院文化建设层次，张家港中心医院领导在多次考察后，和上海交通大学教授合作共建了"如德医院领航工程文化实践基地"。在此基础上，与上海市普陀区人民医院签订了医院文化合作共建单位协议书，并与其品牌护理项目"于井子护理小组"签订了合作共建协议书。2013 年 11 月份，在医院领导的全面协调和支持下，陈芳护士长带着于井子的"天使心路"在外科病区开始了新的探索和新的实践，"于井子护理小组"的"八心"服务等优质护理理念，在中心医院外科病区落地生根并默默地结出含苞待放的花蕾。这是一朵温馨的花，这是一朵美丽的花，这是一朵吐露着芬芳的文明之花。相信这朵鲜花一定会在陈芳护士长和她的团队的浇灌下，盛开在张家港中心医院的开拓之旅、创业之旅、文明之旅上。

从事护理工作 20 多个春秋，默默回望走过的每一步，陈芳有过委屈，有过不解，也有过荣誉，有过成绩。然而，陈芳作为一名普通护士，仍然一如既往地用她的热情、爱心和无私，谱写着白衣天使朴素无私的青春赞歌。

20 年青春无悔，20 年岁月如歌。20 年如一日，陈芳用"热爱"与"诚信"诠释着白衣天使的纯洁情怀，在默默无闻中见证时代的变迁，在平凡中收获着成长，在辛劳中收获着欣慰，在烦琐的工作中收获着人生的丰硕。

### 三、珍爱生命献爱心，天使心路献青春

孙思邈曾曰："天地之间，唯人为贵，人之所贵，莫过于生。"珍爱生命是爱心的归宿。爱心像绿洲接受着阳光的照耀，像雨露滋润着盛开的花朵；爱心像彩虹，接着地气连着天空。方芳是张家港中心医院一病区的护士长。她的点滴事迹让人们看到"办人民放心医院"的远景正在变成现实。方芳，1995年卫校毕业后进入张家港市二院工作，后被调到张家港中心医院工作。20 年的护理工作，她始终以饱满的工作热情、扎实的专业技能、高度的工作责任心和忘我的奉献精神，无悔地面对着自己选择的护理事业。20 年的默默耕耘，

20 年的青春无悔，20 年的辛勤付出，她赢得了病人和同事们的高度称赞。

方芳所在的一病区集内科病房、急诊、门诊输液于一体，每天面对的都是病情急、症状重、病程长的患者，日常工作忙碌劳累，压力甚大。但是只要方芳在病区，她就始终以笑脸迎接每一个病人，让微笑服务在张家港中心医院一病区变成一种理念和信念。20 多年的护理工作告诉她，作为一个护理工作者，只有用鼓励的语言和理解的态度面对患者，才能为痛苦中的人们减轻心理压力，从而使他们树立战胜疾病的信心。

在日常护理过程中，方芳十分同情被疾病折磨着的患者，对他们的痛苦和无奈感同身受，所以面对病人及家属的责难和误解，方芳在工作中提出了三个多一点：多一点交流、多一点理解、多一点爱心，并言传身教给一病区所有的护士。她就是用这样高度的敬业精神，用真心、爱心、责任心对待每一位渴望健康的患者，她也因此赢得了患者的信任。有一位 90 多岁的高龄患者来到一病区住院，因为病情不稳定，这位患者需要每两小时翻一次身。但护士力气小，一般要在家属的协助下才能完成，但家属不愿意配合。方芳知道这一情况后，耐心地和家属沟通，在她的反复解释下，病人家属终于理解了护理工作的难处，并愿意尽力配合他们的工作。最后，虽然没能留住这位老人的生命，但她的家属还是拉着方芳的手久久不愿松开，并不停地说："感谢你们！感谢这么多充满爱心的护士，你们优质的护理服务陪我们的亲人走完了人生路上的最后一程……"

还有一次，一病区收治了一位急性胰腺炎的病人，病情危重，但该患者脾气急躁，对医生、护士极其挑剔。入住病房后，医护人员都不敢给其诊治，就连他自己的儿女们也被他骂跑了。这一局面难倒了病区的医生和护士，但是各种治疗和护理工作还得开展。在焦虑中苦思冥想，方芳试着用关爱的语气和他沟通，并赢得了他的信任，就这样，一次一次的沟通凝聚着一点一滴的关爱，融化了患者因疾病而恐惧的心。慢慢地老人被感动了，配合治疗了，心态也平和了。以后的每一天，方芳天天都坚持守候在他床边，亲自为他打针、服药，做各项生活护理。就这样，医患之间的关系一天天变得融洽，医患之间的信任在耐心和爱心的传递中变得坚定。几天后，老人病愈出院了，在护士站的大厅里，几位家属激动地说："我们做儿女的也没有这样的耐心，让他在这么短的时间里及时恢复了健康又平和了心态。"

俗话说"三分治疗，七分护理"。护理工作看起来平凡琐碎，每天发药、铺床、输液、翻身、量体温等等，似乎都重复着相同的工作，其实这种重复性强的工作，最考验人的责任心和耐受力。如果说医生高超的医术可以妙手回春的话，那么护理工作就应该是消融冰雪的温暖阳光。方芳所在的病区就是一个对护理工作要求极其严格的科室。患者的年龄有大有小，老的老态龙钟，小的弱不禁风，工作稍有失误就会引起患者或家属的不满意甚至投诉。有一位80多岁的中风患者，由于在家拖延时间较长，送至医院时已骨瘦如柴，身上多处褥疮，满嘴浓痰，舌苔上、上下颚和牙缝里也是，并且已结成厚厚的痂。年轻护士看见后恶心地逃离了，但是方芳没有逃离，而是一遍一遍耐心地为病人清洗，再一遍一遍地用血管钳夹出来，花了一个多小时，终于将病人的口腔洗得干干净净。更加麻烦的是患者身上的褥疮，在仔细查看了病人身上褥疮的整体情况后，方芳按照规范为其换好药。在一次次不厌其烦的褥疮护理和换药后，病人身上的褥疮终于慢慢好转了。方芳的敬业精神和对工作的任劳任怨让患者和家属感动不已，家属连声道谢："谢谢你！方护士长！我们做儿女的也不如你们，我们做不到的你却做到了！"类似这样的情况在护理工作中经常会遇到，在面对困难与挑战的时候，医护人员总是能勇敢地迎上去。

自担任一病区护士长以来，方芳从不以自己是护士长自居而减少工作量，而是时时处处以身作则，恪尽职守，样样工作做在前头。方芳把全部精力都投入到工作中，有条不紊地开展各项护理工作，带领科室全体护理人员争创先进模范科室。在做好日常工作的同时，方芳还及时引进先进技术，让护理工作更好地为临床服务。为了科室工作，她常年坚持24小时保持通信工具畅通，不论是节假日还是礼拜天，甚至是凌晨一两点钟，只要电话一响，她就及时并耐心地为值班护士解答各种问题，特殊情况下保证随叫随到。多年来，方芳奉献了无数个周末和节假日。工作中，她总是时刻做到想病人之所想，急病人之所急，把患者及家属当作自己的亲人，始终让患者花最少的钱享受最优质的服务。

张家港中心医院附近有一位老太太患卒中后遗症，因长期保留导尿需定时更换尿管，这是护理人员感觉最麻烦的事，因为她的四肢僵硬并蜷缩在一起，而且会阴部气味难闻，给操作带来了很大的困难，每次要花很长时间，还需多人配合。但就是这样很麻烦的一个病人，方芳总是亲力亲为，无论她在哪个时段来医院，方芳都亲自为她重新插上管子，让老人和她的家属满意而归。

从日常护理到危重抢救，从褥疮护理到解决疑难问题，从病情观察到为病人讲解疾病预防知识和康复指导，方芳就是这样几十年如一日忘我地工作着，以自己的实际行动诠释着白衣天使这个角色的内涵。然而作为一个女儿、母亲、妻子，她却感觉自己愧对家人。前几年，方芳丈夫因胆结石住院开刀，在这样的时刻，再坚强的男子汉也希望自己最亲的人能陪在身边，无微不至地照顾着自己。可是，方芳知道科室人员少，一人一岗，如果请假将影响正常的排班次序，她深知作为一名救死扶伤的白衣天使，病榻上的其他患者更需要她。所以，她一直坚持正常上班，等下了班，再匆匆赶往丈夫住院地。看着眼前同样需要人照顾的丈夫，方芳一言不发，把愧疚默默地埋在心里。在方芳的记忆深处，女儿对她抱怨最多的就是妈妈对她的承诺从来不算数！因为方芳平时经常加班，难得有空带她出去玩，偶尔出去玩时，只要医院的电话打过来，出游的计划就自动取消。一次次无情的爽约伤害了女儿幼小的心，但方芳只能忍痛割爱地把这份美丽留给更多的人。方芳常这样说："感谢我的职业，是它让我知道如何平等、善良、真诚地对待每一个生命，又懂得了如何珍爱生命和奉献爱心。我不后悔选择了护士这个平凡而又崇高的职业……"

在张家港中心医院还有一位内科护士长赵红，她的敬业之路、"用心对待每一位患者"的服务理念、知行合一的工作态度，在白衣天使心路上得以体现。赵红1995年毕业于苏州二卫校，刚毕业的那一年，她踌躇满志地怀着对这个职业的热爱，走向了护理工作岗位，在每一天重复而琐碎的输液、发药中不断地成长。一转眼，赵红在这个平凡的岗位上已经走过了18个春秋。多年的护理工作，塑造了一个勤勉踏实又兢兢业业的好护士，她严格要求自己，用真诚和爱心对待每一位患者，在这个平凡的工作岗位上，努力实现着自己的人生价值。

宝剑锋从磨砺出，梅花香自苦寒来。2011 年，本来一直在外科当护士的赵红，由于工作的需要与领导的信任，被调到内科担任副护士长。当时的内科危重病人多，抢救病人多，急诊病人多，老年患者多，又兼顾着一个门诊输液室，小儿患者多，工作量大，工作压力也就更大。再加上护理人员配备不足，赵红经常忙得下不了班，中午也不能正常休息，加班加点是常有的事。而在集内科、急诊室、输液室为一体的内科抢救室内，更是经常会有抢救的场面。

有一天上午 9 点多钟，病房里的常规治疗和护理还在继续，急诊室又紧急送来了一位糖尿病酮症酸中毒的病人，病人送来的时候已经神志不清且呼吸衰竭了。于是，一场忙而不乱的护理工作展开了——尽快建立静脉通道、快速测血糖、抽静脉血、做心电监护、协助医生做气管插管、用简易呼吸器、密切观察病人生命体征……

时间在大家的忙碌中一分一秒地过去了，赵红一直守护在病人的身旁。由于当时科室里还没配备呼吸机，赵红一直坚守在病床旁边捏着简易呼吸器辅助病人呼吸。到了中午时刻，赵红匆忙吃了几口饭后，又继续守护在病人身边，辅助各种抢救和护理工作。不知不觉中，下班时间已经过了很久，赵红让其他的同事先下班，自己留在了病房，就这样默默守护着这个脆弱的生命，密切观察着病人的病情，还不停地捏着呼吸器。虽然感觉很累，手也酸得抬不起来，但病人只要有一丝生还的希望，赵红都觉得这是值得的。到了晚上 10 点多钟，病人的生命体征还是很不稳定，在渺茫中等待的家属最后放弃了治疗。虽然家属一再地说着感谢，但看到即将逝去的生命，赵红的心情十分沉重……送走了这位患者后，赵红将急诊室整理妥当，夜班护士已经来上班了。夜深人静的时候，赵红匆匆地踏上了回家的路，因为明天的工作还在等待着她……

又是一个中午休息时间，赵红正在办公室后面的阳台上用着午餐，只听见病房里有人在大叫："快来人呀，我爸又不行了！"原来是 25 床病人的女儿在呼救，她爸爸是个胆囊癌晚期的病人，突然神志不清，呼吸骤停，血压下降，脉搏微弱，而这种情况已经出现过好几次了。说时迟那时快，赵红赶紧丢下饭碗，冲进病房内，配合医生一起抢救、吸痰、拍背、建立静脉通道……

经过一番紧张的抢救后，病人慢慢地缓过来了，生命体征又一次逐渐恢复了正常。而这时下午上班时间也到了，赵红还没吃完的午饭早已经凉了，她在半饥半饱中又继续着下午的工作。

多年的护理工作使赵红深深地体会到，要做一名合格的护士，不仅要有扎实的理论基础，丰富的临床经验，还要有熟练的技术操作和对生命的敬畏和爱心。静脉穿刺是护理工作中一项最基本的操作，内科病人老年患者多，输液室婴幼儿较多，静脉穿刺难度大，而内科病区年轻护士多，资历浅，注射技术有待提高。赵红以娴熟的技术和对病人无微不至的关爱，赢得了无数患者及家属的信任，常常被病人或家属点名要求她亲自去注射。而赵红也总是随叫随到，尽最大的努力为病人解除痛苦的同时，也为他们献上一个平凡的护士浓浓的爱心。

爱心是一种精神武器，让患者增加抗击病魔的勇气与力量；爱心是一盏灯塔，无论护理工作的航船遇到风雨还是大浪，也永远不会在汪洋中迷失航向。

### 四、崇高的职业信仰托起护理事业的梦想

在江苏省人民医院，有这样一位女性，20 多年如一日坚守在危重病人护理第一线，帮助一个又一个生命垂危的病人获得新生，她就是重症监护病房护士长宋燕波。从事护理工作 20 多年来，宋燕波总是最早到病房，最晚离开病房，24 小时随叫随到。每逢遇到危重手术监护和大抢救，她总是第一个守护在病人身边，甚至一连十几天都吃住在医院，直到病人病情平稳脱离危险。

一位心脏瓣膜置换老人术后大量出血，病情极其危重，宋燕波主动上夜班。为了防止凝血块堵塞胸腔引流管引起并发症，她一夜不停地用手挤捏引流管。病人后来动情地对宋燕波说："虽然晚上太黑，我看不到你的面容，但我能听见你的声音，在我最痛苦无助的时候，是你一直陪在我身边，跟我讲话，

帮我翻身拍背……你不是我的亲人，却胜似亲人呐！"

ICU里住过好几位患有先天性心脏病的孩子，都是福利院的孤儿，他们没有亲人陪伴，宋燕波就把他们当成自己的孩子悉心照料，亲手做可口的饭菜给他们吃，讲有趣的故事给他们听，出院时还送他们学习用品和玩具，这些孩子都亲切地称她为"宋妈妈"。

藏族少女德央，患有严重的心脏疾病——左房黏液瘤，送入江苏省人民医院时生命已危在旦夕。手术后，由于小德央的心肺功能很差，身上留置的各种导管多达9根，各种感染和严重心律失常现象随时都会把德央再次拖向死亡的边缘。为此，作为护士长的宋燕波，专门制订了周密的个性化护理方案，实施后德央的病情渐趋稳定。由于饮食习惯的差异，小德央虽然可以进食，但每天吃得很少。为了增进德央的食欲，宋燕波又亲自变着法儿给她准备可口的饭菜。最终，小德央在住院期间，不仅未发生任何护理并发症，体重还比术前增长了不少。康复出院之际，德央含泪用不熟练的汉语感谢宋燕波和她的同事们："是你们让我重获了生命，我永远也忘不了你们的救命之恩！"

无私奉献，蓝天一片。宋燕波对病人的真情关爱，赢得了病人由衷的感谢。她在日本研修学习期间，巧遇一位11年前护理过的病人，他就是当时在心跳停止5分钟、呼吸停止10分钟以上的情况下，被成功抢救的日本友人石田和子。老人对宋燕波在其患病期间的照顾一直铭感于心，再次感谢之余，委托家人送上了亲手绘编的插花艺术品以作留念。2007年，宋燕波遭遇车祸后，一位曾受到过她护理的病人，流着泪对记者说："我这命就是宋护士长给捡来的，我宁愿这车祸是出在我身上。"

### 五、崇高的职业信仰，持久的奉献精神

卡耐基说："热爱人类，拥抱人类是我的信仰。"而我们则应该说："努力工作，那是我们的信仰。"使命感和责任感就是人生中信仰的重要组成部分，把工作当作生命的信仰，我们才不会觉得自己平庸，我们才会不甘落后，在平凡的工作中拼搏。湖南省人民医院呼吸内科主管护师邓红英就是一位奉行崇高

职业信仰的白衣天使。

## 1. 崇高的职业信仰，让她乐在其中

说起工作压力，邓红英淡淡一笑："其实没什么，我们干的是这行，要说辛苦大家都很辛苦。"然而谁都知道，从肺功能检测到科室病历整理及支气管镜室，通常是三个人完成的工作，而实际上都是由她一个人包揽。每一项工作都十分繁忙，尤其是肺功能工作和支气管镜室的工作，百忙中邓红英总能将工作安排得井井有条。这项三位一体的工作不仅技术含量高，而且别人很难分担。此外，她还协助儿科在省内率先开展儿童支气管诊治工作，并培养了儿童支气管镜专职护士。邓红英只好牺牲自己的时间，几乎放弃了所有的节假日，通过精细管理时间，来智慧解决工作安排中的矛盾。长期以来，她早上7点半到门诊的纤支镜室，做好房间的消毒工作，并且清点仪器，做好各种准备工作。8点钟她就开始给患者做雾化麻醉，8点半开始配合做纤支镜的医生开展工作。一个上午，会有三四名病人来做检查，医生轮流坐诊，护士就只有她一人，必须聚精会神地站在医生的右边，一站就是四五个小时。医生结束检查，把病人送回去了，她还要认真清洗纤支镜，药洗、酶洗、刷洗、烘干。最后她还要清理纤支镜室。下午更是艰苦的战斗，一般都是一些复杂的操作，比如为肿瘤病人放支架，氩气刀切除肿瘤，大容量的肺灌洗，胸腔镜，难治性气胸的纤支镜封堵术等。随着项目的不断拓展，前来做纤支镜下介入治疗的病人越来越多。一次她从工作室出来，随手擦了擦额头的汗水，喘了口气告诉记者："病人都是排队在等候，每次手术都是一个轮一个，必须先做术前准备，然后做手术，最后再消毒。每个环节与步骤缺一不可，所以不能中途休息。"一次普通手术将近两个小时，作为主管护师的邓红英每次都必须全程工作，天天周而复始。面对这些繁忙的工作，她没有忧愁、气馁，脸上始终洋溢着一种对医护工作的热忱和成就感，以及看到患者一个个康复出院的喜悦感，可谓是持之以恒，乐在其中！

## 2. 持久奉献的精神让患者终生难忘

传承几千年的中华民族崇高的爱民为民领航文化，滋润了一代代中华儿女

的心路，由此释放的持久的奉献精神，也让很多患者终生不忘邓红英的事迹。肖莲香是湘西的一名女教师，69 岁，支气管出现畸形，大量细胞坏死，气管下段腐烂发白，被当地医院诊断为肺癌。在数次治疗无果后，老人几乎绝望了，后来抱着试试看的心情来到了湖南省人民医院介入肺病组，经科主任反复检查后，确诊为内膜结核。肖莲香从渺茫中重新获得了生命的希望，接受了一系列治疗。邓红英见老人总是顾虑重重，就不厌其烦地开导她，下班前也一定要叮嘱老人几句才放心离开。几次手术后，老人的病情慢慢有所好转，在她眼里邓红英犹如自己的亲闺女一般。老人每次来复诊一定要带些土鸡蛋来，无论邓红英怎么推脱，她仍然执意要送。面对老人的慈爱，邓红英索性认了这位"妈妈"。在经历了 10 多次的氩气、冷冻、高频电的治疗后，复查中发现老人的内膜结核奇迹般地痊愈了，邓红英高兴得像个孩子。老人却拉着"女儿"的手老泪纵横："孩子，我这一辈子都不会忘记你！"

### 3. 崇高的职业信仰与奉献精神背后的辛劳

邓红英曾经有一双芊芊玉手，十指修长。曾经的全家福照片上，她白皙娟秀的双手，叠放在女儿的胸前，真是让人羡慕。而长期的消毒工作，使得她脱下手套，却再也看不到过去那双让多少人羡慕的手了，取而代之的是一双又红又肿、粗糙无比、每个指节都长出了硬茧的手。长年累月的护士工作，特别是近两年在纤支镜室的超负荷工作，使邓红英的手已不再秀气。可她并不在乎："我的手粗糙了，病人的气管支气管通了，呼吸顺畅了，病人的肺清透了，煤渣、石棉洗出来了……"纤支镜室也从以前院里的"老大难"变成了现在的标兵单位。

邓红英的奉献精神之所以能够成为工作中的持久动力，是与她的家庭氛围分不开的。"老公从没因为我加班抱怨过，豁达的丈夫能够体谅我，工作之余总是尽量争取早点回家做家务。"对于邓红英每天的加班，家人早已习以为常。13 岁的女儿也很懂事，小小年纪自理能力很强。"女儿也不吵，做完作业后她就开始盼着我回家。"至于周日会不会安排和家人外出玩，她笑了："也许等我退休了才会有时间陪他们出去玩"。原来她心疼老公平时辛苦，每逢周日，便待在家里尽量多做点家务。

肺功能检测和支气管镜室的工作，琐碎、艰辛，就连患者呼出的气味也时刻会触动着医护人员的神经、心脏，让医护人员难以忍受。面对这一切，邓红英用一丝温情、一份关爱、一滴汗水、一份真情帮助病人排解寂寞，减少烦恼，战胜病魔；她对患者似亲人，给病人勇气和力量，用辛勤的汗水灌溉着危急时刻的生命之花；她以敏锐的目光捕捉患者细微的病情变化，用灵巧的双手驱赶病魔，奏响生命的乐章；她用柔弱的肩膀挑起一份女儿、母亲、妻子的重担，温暖着自己前线工作的大后方。崇高的护理职业信仰引领着她持久奉献的精神航向！

### 六、坚持勤学创新，做好骨科护理

实际上，影响护理工作质量的因素有很多，提高护理质量是一项系统工程。医院领航文化是做好这项系统工程的基础，创新管理是做好这项工作的关键。湖北省郧西县人民医院骨科的护士长纪金华就是这样一位重视文化基础、创新管理的代表。

医院领航文化是白衣天使心路与患者心路相通的共同平台，有了这个共同的平台，加上创新管理行动，就能更好地发挥作用。创新管理首先是要管理好自己，然后才能管理好团队。作为一名科室的护士长，纪金华时刻注意自己的言行，凡事以身作则，为同事做出表率。她严格遵守科室的规章制度，从不迟到早退，并且每次都力争第一个到岗，即便有时生病了也坚守岗位。在她当骨科护士长的 7 年里，她深知要管理好科室必须身先士卒，同时从人力资源管理、护理安全管理、护理质量管理、优质服务、制度建设、成本管理等方面入手，加大科室的创新系统管理力度，从大处着眼，小处入手，注重对细节、重点环节、重点人物的管理。弹性排班，合理利用人力资源，注重人才技能的提高与培养。结合本科室的实际情况，建立健全各项规章制度并落到实处，以制度管理和规范护理人员的工作行为。对于工作中存在的问题，她敢于实践、勇于创新，不断开展新技术、新项目，并确保新技术、新方法的普及和推广。7

年来，科室护理人员的服务态度明显改善，服务质量明显提高，病人满意度大大提高，使科室从弱到强，每年入院的患者不断增加。

子曰："工欲善其事，必先利其器。"勤学创新管理，注重技术创新，通过提高技术业务水平，提高护理质量是"善其事"的根本。28年来，纪金华不断进修学习，提高理论水平，利用一切时间撰写科研文章，提高自身素质。她先后取得了湖北医科大学护理专业毕业证书，获郧西县科技进步奖一等奖一次，三等奖一次。《橡皮生肌膏运用于Ⅲ、Ⅳ度褥疮》《单侧多功能外固定支架治疗四肢骨折的健康指导》《高龄患者人工髋关节置换的康复指导》等7篇论文参加了市级以上的论文交流。《骨科患者的健康指导》发表于《中国护理杂志》，《二人协作式静脉输液方法探讨》发表于《中国当代医学》，《防旋鞋在骨科疾病中的应用体会》发表于《健康大视野医学分册》，《布郎氏架护套的设计与使用》及《多发性骨折并发脂肪栓塞的预见性护理》发表于《中国实用护理杂志》。她研究开发的下肢骨折病人防旋鞋，降低了病人的致残率，提高了病人的生活质量；对静脉注射方法的改进，减少了工作人员的时间和精力的浪费，提高了工作人员的工作效率；发明创造的新型实用型布郎氏架护套，获国家知识产权局颁发的专利证书及2007年度郧西县科技进步奖一等奖。与传统的制作方法相比，新型布郎氏架护套具有操作省时、便捷、易于拆装、取材方便、成本低廉、可反复拆洗使用等特点，处于国家同类领先水平……这一项项科研成果的取得凝聚了她的汗水，饱含着她的心血，也给患者带来了更多的优质服务。

纪金华1983年毕业于郧西卫校护理专业，现为郧西县人民医院骨科护士长。28年来，在护理这个工作岗位上她经历了成长中的风风雨雨，磨炼了自己，懂得了生命的意义，从一个小护士成长为受人爱戴的"老"护士长。在这28年中的每一个岗位上，她都是一个极其认真负责的人，因为在她的心中有一份承诺，那就是善待他人，无私奉献。

## 七、永不放弃，抢救生命

"永不放弃，抢救生命"是张毅作为一名白衣天使的格言与梦想。张毅是哈医大二院普外科主管护师，1996年毕业于黑龙江省医院附属护士学校，从事护理工作16年。她16年如一日，默默无闻，勤勤恳恳，谦虚谨慎，乐于奉献，勤勉好学，热情周到，以永不放弃的精神为抢救垂危时刻的生命赢得了机会。

1999年在脑外科工作期间，张毅因及时的观察和准确的判断，发现了患者脑疝前期症状，及时通知医生并实施抢救而挽救了很多患者的生命，深受医生的感谢与好评。2005年，一位甲状腺术后多日的患者，在晚间如厕时突然出现不明休克，张毅带领并指导刚刚参加工作不久的年轻医生，争分夺秒地实施抢救。当来会诊的心内科医生告知家属"患者不行了，准备后事"的时候，张毅仍然没有放弃，坚持和值班医生轮流挤压呼吸球，实施心肺复苏术，再配合有效的抢救药物使用，在经过近6个小时的不懈努力后，患者于次日凌晨5时左右终于有了自主呼吸，并逐渐恢复了意识。心电室和心内科医生再次来会诊的时候，都露出了惊讶的表情和赞赏的目光。张毅的一夜未眠换来了一条生命，让她深刻感到了自己的职责之重和职业的伟大。

张毅有一个明确的理念：作为医护人员不仅要有不放弃的精神，还必须掌握延续生命的过硬本领。她积极参与各种新护理技术项目，与同事们一起克服工作中遇到的各种困难，并将多年积累的临床经验传授给年轻护士。她不断学习，更新知识，钻研新的护理技术，并有效地应用到临床护理工作中，取得了良好的护理效果。她时刻严格要求自己，并努力依照"以人为本，患者至上"的护理理念，以责任心、耐心、爱心真情为患者服务，努力提供最安全、最优质、最满意的护理服务。哈医大二院开展整体护理和优质护理服务以来，张毅认真学习，深刻领悟，始终积极配合护士长制定并规范护理规章制度，严格遵守相关规定，取得了骄人的成绩，得到了科主任、护士长及同事的赞扬和认可。

在生命垂危的关键时刻，永不放弃的精神给了患者死里逃生的机会；在医生发出病危通知书的时候，永不放弃的精神向医学判断做出最后的挑战，用爱心和过硬的医护技术为抢救生命赢得了机会。能够发扬这种永不放弃精神，朝着美好梦想奔跑的护理天使，张毅护士就是其中之一。

### 八、天使责任牢记心间，快乐奋进奔向前方

一个具有责任心的人，对待工作始终会保持着积极的心态和热情，无论工作环境如何困难，社会、组织的需要就是自己的心愿。她，23个年头从事内科护理工作风风雨雨，23个年头践行着这一诺言。她就是海南省琼海市人民医院神经内科护士长、共产党员雷文。她所在的科室连续5年被评为该院先进科室，她本人连续5年被评为医院先进护士长，也连续5年获得市人民医院岗位技能奖。2010年国际护士节前夕，她被评为卫生部2010年优质护理服务考核优秀个人。

#### 1. 天使责任让她挑战难度最大的护理工作

1988年，从卫生学校毕业的雷文，被分配到海南省琼海市人民医院，先后在儿科、外科、急诊科等科室从事护理工作。每到一处，她那种对工作高度负责任的态度都给大家留下了深刻的印象。1999年，她先后担任内五科、神经内科、内一科护士长，她所在的内一科收治的主要是瘫痪卧床、失语、大小便失禁的患者。从事护理工作的人都知道，服务这类病人是护理工作中最繁重、难度最大的，特别是那些身患压疮皮肤破损溃疡的患者。作为护士长，每当患者进入病房时，她第一个接触病人，特别是对病情严重的患者，她总要亲自进行生活护理，为病人擦洗身体，换上干净的衣服，除去病人身体异味，然后借助药物治疗，配合肢体锻炼，使患者逐渐康复。2008年6月，科室收治了一名70多岁的脑梗死患者，该患者入院时已经失去意识，大小便失禁。同时，由于长期卧床，病人出现了10cm×20cm的重度压疮，身上气味非常难闻，刚入院时，其家属也不愿意接近病人。面对这一情况，雷文带领护士为病人清洗压疮，处理伤口，替他换上干净的衣服，帮助患者从单音发言开始，逐步进

行多音发言，进而一步步地进行身体锻炼，最终使这样一位年老的患者好转出院。在内科当护士长 13 年来，雷文接触护理的病人已经超过万数，护理过的危重病人也不计其数。在工作上她不计较个人得失，主动带头承担起科室的脏活、累活，用饱满的热情解除每一位患者的痛苦，最令她感到安慰的就是看到经过医护人员的救治，患者的身体一步步地恢复起来。无论工作环境是好还是坏，工作难度是大还是小，对一个具有责任意识的人来讲，越是困难越要向前。

**2. 重视系统管理，交流沟通，营造和谐的就医环境**

神经内科收治的病人，往往行动不便、与正常人交流沟通困难、病情不稳定、恢复时间长等，这给患者与家属造成很大的压力，使病人与家属容易出现情绪不稳定、容易激动的状况。多年的护理工作使雷文悟出这样的道理，就是要学会系统思考、系统管理，并总结出了三种方法。一是要多与患者及家属沟通，每当患者入院时，她协助医生向患者及家属介绍病情或病情可能的发展情况；二是每月都主持召开一次医护人员、患者及家属参与的公休会，帮助患者及家属认识理解治疗方案，特别是对瘫痪病人，既要靠药物治疗，又要靠康复治疗，要求患者与家属配合医护人员进行肢体锻炼等康复治疗；三是通过公休会，了解患者及家属的建议、意见，以便采取措施妥善解决存在的困难，要求其他护士要从微小的地方入手，精细管理各项环环相扣的医护工作。例如，刚进病房时要对患者及家属进行问安，拉近护理人员与患者的心理距离，求得心路相通；在打针、用药时同患者进行沟通，多介绍已经治愈出院患者的成功例子，帮助患者树立战胜疾病的信心，缓解患者的心理压力；让患者信任护理人员，理解配合护理工作，尽量营造出和谐的环境，让患者感受家庭般的温馨气氛，密切融合医患关系。

**3. 学会智慧管理，言传身教，带好团队**

管理需要智慧，智慧管理就是要求在管理好自己的同时也管理好自己的团队，形成智慧的群体力量。在工作中，雷文常常觉得，一个护士长再能干，她的能力也是有限的，重要的是发挥好全体护士的积极性，大家团结协作才能完成繁重的护理任务。多年来，她特别注重带好自己的团队，处处以身作则。她首先接触危重病人，手把手地把护理技能技巧传授给年轻的护士，组织护士们参加科室或医院举办的培训班，同时创造机会，分期分批选送年轻护士到大医院进行培训，不断提高护士的临床操作能力。针对近年来进入该科室的青年护士多的特点，雷文从思想上引导青年护士树立职业信仰，认识自己从事的行业是与人的生命打交道的工作，能有效减轻患者的痛苦，提高患者的幸福指数，是一项很有意义的工作。雷文有时也以自己为例子，介绍自己从事 23 年的护理工作心路历程，使年轻护士从她身上得到启发，安心从事护理工作。随着经济社会的发展，近几年来出现一些医患关系紧张的现象，患者对医护工作提出更高的要求，医院对护理工作也提出严格要求，护理人员承担着较大的压力。雷文作为护士长，非常理解同行护士姐妹的心情，同时也想方设法缓解护士的心理压力。她向科室提出建议，大力表彰在护理工作中工作出色的护士和对护理工作提出重要改进措施的护士，帮助符合条件的护士及时晋升，同时多组织护士参加有益健康的文娱活动，丰富护士的精神生活，以激发护士们的工作激情和团结协助精神。

**4. 敢于创新，为医院推行优质护理服务示范工程提供经验**

2010 年年初，医院在讨论物色创建优质护理服务示范病房时，雷文同科室护士商定，主动承担优质护理服务示范病房创建工作。她组织科室护理人员进行座谈讨论，从"假如我是一名病人""假如我是一名病人家属""假如我是一名管理者"的角度换位诠释"我是一名护士，我应当怎么做"，使护士从思想上重视基础护理并付诸行动。同时，她制订并推行了助理护士—责任护士—责任组长使用管理制度。护理小组由高年资护士和低年资护士配搭组成，高年资、能力强的护士负责病情复杂、危重的患者，低年资、能力经验相对较弱的护士负责病情平稳的一般患者，小组护士密切配合，为患者提供全方位的整体护理服务。实施责任小组负责制后，护士能够更加细致、全面地掌握患者病情，包括患者心理状况在内的细微变化，护士也能发现并及时采取有效措施，保证患者安全。这种护理形式增进了医患沟通和交流，医疗护理质量进一步得到保障。神经内科在创建工作中，改变了传统的排班模式，实行24小时APN连续排班，减少了交班次数。雷文还根据病人的饮食起居规律进行弹性排班，使护理薄弱时段的力量得到了加强，既保障了人力的合理充分利用，又加强了对年轻护士的带教。同时，她简化了护理文件书写，取消了一般护理记录单，让护士每班书写护理记录时间不超过30分钟，大大减少了护士的非护理工作时间。在雷文护士长的带领下，神经内科通过开展优质护理，进一步提高了科室护理人员的服务意识，规范了护理工作流程，使各项护理工作取得突破性进展，实现了"四个转变"：一、病房环境转变，更加整齐有序，为患者营造了一个温馨、安静的休养环境。二、工作理念转变，热心主动积极。护理人员树立了一种"我的病人我负责"的工作理念，使患者从生理到心理得到有针对性的、适合个体需要的护理照顾，病人满意度从原来的92%上升到98.5%。三、工作模式转变，护士分层使用。护士排班模式改变，实行小组分工责任包干制，护士分层使用，实行责任护士轮流值班，有经验的护士到病房亲自做护理。四、管理模式转变，确保护理安全。对护理工作中易发生隐患的细节，统一做了护理警示牌，悬挂床头，使病人得到及时的治疗与护理，护患关系更加和谐，责任护士成了患者最满意的护士。神经内科的优质护理工作，也为市人民医院全面开展创建优质护理服务示范提供了经验。

列夫·托尔斯泰曾说："一个人若是没有热情，他将一事无成，而热情的基点正是责任心。"对雷文来说，责任心不是心理负担而是一种向困难挑战、服务患者的信念，是中华民族领航文化在白衣天使心路上的传承和发展。有了这种责任心，人会产生积极快乐的心态，凝聚智慧的力量，用辛勤细微的劳动为患者带来生命健康的希望！

### 九、困难中充满激情，为患者点亮生命的希望

重症精神病患者基本丧失了自理能力和正常社会活动能力，是一个特殊的弱势群体，更需要人们的关爱、尊重、理解和支持。可以想象，从事这种护理工作的护士，在这样一个环境中工作是多么困难。然而，史勇妮护士却在困难

中充满激情，用自己的微笑、热情、责任，为患者点亮生命的希望，展现了一位白衣天使的崇高思想境界。

南丁格尔曾说："护理工作是平凡的工作，然而护理人员却用真诚的爱心去抚平病人心灵的创伤，用火一样的热情去点燃患者战胜疾病的勇气。"长期从事重症精神病患者的护理工作，会在各个方面遇到困难，其中战胜自我是最大的困难之一。史勇妮是一位普通的精神科护士，脸上时常挂着微笑，声音柔美动听，她用真挚的爱心为患者拂去满身的伤痛，用火一样的热情点燃病人战胜疾病的信心，她被患者及家属亲切地称呼为"天使姐姐"。史勇妮1999年毕业于湖南医科大学附属卫生学校，从事临床护理工作10年（其中从事重症精神病区护理工作5年），是一名综合素质优秀、专业技术过硬的护理骨干，曾多次被评为科星级护士、院优秀护士、集团总公司优秀员工，并曾获院护理操作技能比赛一等奖。

史勇妮是一颗金子，在平凡的护理岗位上闪闪发光。多年来她一直战斗在护理工作的最前线，具备良好的心理素质与职业道德。大家都知道，精神病患者大多自制力缺失，行为紊乱，生活不能自理，护理难度非常之大。史勇妮工作中任劳任怨，勤勤恳恳，从不计较个人得失，始终以饱满的热情和阳光般的微笑传送喜悦、传递欢乐，把自己端庄的仪表、亲和的语言、得体的行为、精湛的技术呈现在为病人优质服务的每一项工作中。有一次，一位因梅毒导致精神障碍的患者被送入院，这名患者蓬头垢面，大小便失禁，全身散发着刺鼻的异味，家人都不愿意靠近，患者还有明显的抵触情绪，不认为自己有病。史勇妮二话不说，亲自为患者清洗更衣，喂饭喂药，接大小便，在接触交流的过程中稳定患者的情绪，取得患者的信任，收集第一手病人资料并主动与临床医生、心理医生互通情报，用真诚与爱心唤起病人生活的勇气，帮助患者度过困境，走出阴霾。多年来，史勇妮始终坚持为生活不能自理的病人洗脸、梳头、喂药、喂饭、整理床铺，在平凡的工作岗位上无私奉献着自己的青春，实现着她自身的价值。有一位重症康复的患者在留言簿上这样写道，"勇妮姐姐：你的微笑伴随你的脚步辐射到每一个你护理过的病人，你的微笑感染着我们，使我们忘却忧伤，淡化痛苦"。这句留言就是史勇妮工作的真实写照。

在精神科特定的工作环境里，护士时常会受到病人的辱骂和殴打。有一次史勇妮上夜班，一位病人病发，突然出现攻击伤人行为，将史勇妮的手臂咬住死死不放，随后在多名医护人员的帮助下，史勇妮才挣脱出来，她手臂上的肉，几乎被咬下来。史勇妮没有责怪病人，反而嘱咐医护人员好好照顾他，经过简单的处理后她依然坚持上班，继续巡视其他病人的病情。类似的遭遇史勇妮经历过很多次，她说她已经习惯了。重症病区绝大多数是精神分裂症患者，20%左右都具有暴力倾向，在治疗护理过程中，病人随时随地会突然袭击医护人员，为此，许多同期来科的护士都以各种理由调离。可史勇妮从没动摇过，她说："精神病人是一个特殊的弱势群体，更需要我们的关爱、尊重、理解、支持。"作为重症精神病病区的护士，细心观察患者的一举一动及情绪变化，及时与医生沟通交流，是保障患者得到安全有效的医疗护理的重要前提。史勇妮工作中善于捕捉患者的每一个细微变化，发现问题及时沟通解决，用精细管理的方法对待每一个环节的护理工作。多年来她坚持每天与患者沟通交流，了解患者的心理动态、治疗效果及各种需求，耐心解答患者和家属的疑问，用贴心的语言和真诚的关爱取得了患者的信任。有一次，史勇妮在巡视过程中发现一名患者独处病室，不肯外出活动，情绪明显低落，行为异常，还在书写着什么。这引起了她的高度重视，她密切观察患者动态，趁患者上厕所时，在其枕头下发现了患者写的遗书。她立即通知主管医生和心理医生进行心理干预，成功防止了一起自杀事件的发生。工作中她始终坚持对精神科发药制度的落实，5年来无一例患者偷药、藏药事件发生。

鉴于她的突出表现，医院特选派她去上海精神病院进修学习，2007年她以优异的成绩通过考核，被医院聘任为责任护士。工作中她更加严格要求自己，不断在医学教育网搜集整理学习专业知识，勤学求道，苦练操作技能。为了进一步提升自己的专业素质，她还利用业余时间报读了护理专业本科。她把进修学习所掌握的服务理念及管理经验带回科室，积极协助护士长进行病区管理，组织护理查房，规范精神科护理文书的书写，在病区组织开展护患帮教论坛，宣传精神疾病的基本常识，极大地促进了病区患者的康复，提高了服务满意率。多年来她培养及带教了多批新护士，并使他们很快成为独当一面的精神科专业护理骨干。

史勇妮十年如一日，严格遵守医院的规章制度，按时上下班风雨无阻，认真履行护士岗位职责。正是这种坚持与执着，使十年来她的出勤记录、护理工作一直保持良好状态，其突出成绩得到院领导、同行及患者的一致好评。面对每一次的表扬与荣誉，史勇妮都会微笑着说："这是我应该做的，我很庆幸自己的选择，其实是精神病患者顽强的意志感染着我，我会继续用我满腔的热情和双手为患者点亮一片生命的希望。"

### 十、用心做好每一件事，认真对待每一天

选择护士工作就是选择奉献，选择传染病区工作就是选择了向工作环境与病魔挑战。奉献与挑战需要她"用心做好每一件事，认真对待每一天"，用关爱输送正能量抗击病魔，用信任温暖人心服务患者，以精湛技术使生命走出泥滩。这就是青岛胶州市第三人民医院传染病区护士长王清华的人生情怀。

传染病是由致病微生物或寄生虫引起的并具有传染性的疾病。传染病区也就成为医院所有科室工作环境中警示度最高的地方，常年在传染病区工作的医护人员时刻面临着这种特殊工作环境的考验。然而，要爱上这份医护工作，成为一名护士长，不仅要有良好的思想素质和职业道德，而且要具备扎实的护理操作技术。在护理工作的每个日日夜夜，王清华始终坚持着自己的信念："用心做好每一件事，认真对待每一天。"

王清华从 2001 年 7 月毕业分配至胶州市第三人民医院工作至今，总是怀着一种对护理工作无比热爱的情怀，倾注全部精力投入到传染病护理工作中，并始终爱岗敬业，任劳任怨。

白求恩说："一个真正的医务工作者是靠灵魂去工作的，当他面对着病人的身体时，他也面对着病人的灵魂。"那是在 2011 年 1 月 14 日，一名身患重病的肺结核患者在抢救过程中出现突发性昏迷，急需实施人工吸痰术。由于情

况紧急，参与抢救的王清华没有一丝犹豫，直接蜷缩下身子，没有戴手套，一只手扒开病人的嘴，一只手马上吸痰。刚吸了两次，病人突然上痰，那黄白相间的黏状物吐了她一手并溅到口罩上。经过将近半个小时的抢救，患者脱离了危险，她累得几乎不能站立。看到转危为安的患者，她苍白的脸上露出一丝微笑……

对每个医护人员来说，来自病人的评价与看法是最公正的一杆秤，它能称出医护人员在工作中抛洒的汗水、付出的心血和奉献的爱的分量。面对患者家属的期盼，看着患者将生命相托的眼神，她一次又一次被震撼，不断超越自我，寻求更高的护理技术、操作水平，凭着对护理工作的执着，做着常人不敢想象的事。从事护理工作以来，王清华不知受到了多少患者的表扬，接到了多少患者的感谢信，被患者亲切地称为"最受欢迎的护士"。

毛泽东倡导的全心全意为人民服务的思想，应该说是每个奉行崇高信仰的人的心路目标。白衣天使的日常平凡工作中处处折射着崇高信仰的光辉，将中华民族传统美德领航文化演绎得淋漓尽致。2010年王清华工作的胸科收治了一名极为罕见的气胸患者，患者是位老年男性，意识不清，不知道自己的姓名，不知道自己的家庭住址，更不知道自己在外流浪了多久。时值酷夏，患者身上散发着刺鼻的恶臭，让人无法呼吸。王清华和科内护士立即打来热水，一边给他擦洗身子，一边安慰他，很快老人的眼中不再满是恐惧，而是配合地接受护士操作。一盆盆清水变成黑水，老人的面目也渐渐清晰。她为老人更换衣服、理发，给老人喂水喂饭，准备手术，做着本应是老人儿女做的事，以至于意识不清的老人，一见她就咧开嘴开心地笑。病房的患者被这样的好护士感动，联名写了一封感谢信送到院领导手里。

选择了护理工作，就注定是选择了奉献。国庆节、中秋节、春节等无数个节日，王清华依然奋斗在工作岗位，放弃与亲人团聚的机会。有的时候孩子发烧，她顾不上，她减轻了别人的痛苦，却帮不了自己的孩子。在亲人与病人之间，在"痛"与"快乐"共存的矛盾中，崇高的职业信仰，使得她只能选择以患者为中心。

作为一名传染病医院的护士长，王清华始终坚持以病人为中心，以质量为核心，积极推行人性化护理，牢固树立救死扶伤、病人至上、勤勉敬业、精益求精的职业精神，受到患者及家属的一致赞誉。她所在的病区是胸科，收治的患者病种杂，病人多，加班加点是常事。有一次她女儿生病了，需要照顾，但是当她看到病房里的那些病人，就什么也顾不得了，只有一个念头：把自己的全部精力投入到护理工作中去。她对待患者无论贫富贵贱都一视同仁，尽其所能地帮助他们排忧解难。当遇到连伙食费都无力支付的贫困患者，她就自己出钱，一声不响地为他们打来可口的饭菜送到床旁，并将病房布置得温馨亲切，使他们消除恐惧感，尽快适应环境，配合治疗，早日康复。

通过 10 年的临床护理工作，王清华积累了丰富的传染病临床护理工作经验，她深知生活护理、心理护理对传染病患者的重要性。2010 年 7 月，院里收治了一位女性肺结核患者，刚开始用药时一切正常，用药一周后病人的白细胞减少，不得已停了部分结核药，病人情绪就很低落，不愿与人交流接触，也不配合治疗。在护理查房过程中，王清华发现了病人的情绪变化，就主动来到病人床前，耐心细致地与病人谈心。经过几次心与心的交流和精细的护理，王清华赢得了患者的信任。患者慢慢变得开朗起来，并树立起一定要治好结核病的信心。像这样的例子不胜枚举。在十年的护理工作中，王清华始终践行"人道、博爱、奉献"的精神，始终把践行南丁格尔精神作为自己的人生目标。

在院领导及科主任的带领下，王清华不断改进服务意识，提升科室的核心竞争力，以优质的服务、良好的医德、精湛的医术唤起传染病患者对生活的美好希望，为传染病患者照亮了生命的旅途，用火一样的热情托起了传染病患者的生命之舟。作为一名白衣天使，她是中华民族崇高的爱民为民文化的传承者。她面对医学护理模式的转变，以人为本、人性化服务的发展趋势，始终以"奉献亲情，关爱生命"为服务宗旨，牢固树立"满怀爱心尽职责，永葆亲情为病人"的服务理念。

作为一名护士长，王清华是中华民族崇高领导文化的践行者，她发挥专科特色，想病人所想，急病人所急，努力为患者提供优质高效的护理服务。她从小事入手，从细微之处入手，为患者送温暖，加强护患沟通，尽其所能给患者提供温馨、舒适、优雅的住院环境和亲情般的关爱。她情系病房，情系患者，情系健康，时时处处以楷模为榜样，奉献浓浓亲情为患者提供优质服务。同时，作为一名护理老师，她是中华民族崇高教育文化的传播者，她通过言传身教，带出了一支传承中华民族领航文化的白衣天使团队，架起了为社会提供高质量医护服务的桥梁。

# 第五章 领航文化名言

## 第一节 领袖名言

**毛泽东**

1. 为人民服务。——摘自 1944 年 9 月毛泽东在战士张思德追悼大会上的演讲

2. 我们的责任，是向人民负责。每句话，每个行动，每项政策，都要适合人民的利益。——摘自《抗日战争胜利后的时局和我们的方针》

3. 古为今用，洋为中用。——1964 年 9 月毛泽东在《群众反映》第 79 期针对文艺工作给陆定一的批示

4. 实事求是。——摘自《改造我们的学习》

5. 救死扶伤，实行革命的人道主义。——1941 年毛泽东为中国医科大学题词

**习近平**

1. 理想信念是"钙"

理想信念就是共产党人精神上的"钙"，没有理想信念，理想信念不坚定，精神上就会"缺钙"，就会得"软骨病"。

——摘自《在 2012 年 11 月 17 日十八届中共中央政治局第一次集体学习时的讲话》

2. 道路理论制度"自信"

历史和现实都告诉我们，只有社会主义才能救中国，只有中国特色社会主义才能发展中国……我们就是要有这样的道路自信、理论自信、制度自信，真

正做到"千磨万击还坚劲，任尔东西南北风"。

——摘自《2013 年 1 月 5 日，习近平在新进中央委员会委员、候补委员学习贯彻党的十八大精神研讨班开班式上讲话》

3. 先禁其身而后人

改进工作作风的任务非常繁重，八项规定是一个切入口和动员令……"善禁者，先禁其身而后人。"各级领导干部要以身作则、率先垂范，说到的就要做到，承诺的就要兑现。

——摘自《2013 年 1 月 22 日，习近平在中国共产党第十八届中央纪律检查委员会第二次全体会议上讲话》

4. 学史学诗学伦理

学史可以看成败、鉴得失、知兴替；学诗可以情飞扬、志高昂、人灵秀；学伦理可以知廉耻、懂荣辱、辨是非。

——摘自《2013 年 3 月 1 日，习近平在中共中央党校建校 80 周年庆祝大会暨 2013 年春季学期开学典礼上的讲话》

5. 功崇惟志，业广惟勤

"功崇惟志，业广惟勤。"我国仍处于并将长期处于社会主义初级阶段，实现中国梦，创造全体人民更加美好的生活，任重而道远，需要我们每一个人继续付出辛勤劳动和艰苦努力。

——摘自《2013 年 3 月 17 日十二届全国人大一次会议闭幕会讲话》

6. 因时而变，随事而制。世间万物，变动不居

"明者因时而变，知者随事而制。"

——摘自《2013 年 4 月 7 日习近平在博鳌论坛开幕式上的演讲》

7. 治理之道，莫要于安民；安民之道，在于察其疾苦

——摘自《2014 年 1 月 7 日习近平在中央政法工作会议上的讲话》

8. 利民之事，丝发必兴；厉民之事，毫末必去

——摘自《2014 年 1 月 20 日习近平在群众路线教育实践活动第一批总结暨第二批部署会议上的讲话》

# 第二节　中外名人名言

1. 民为贵，社稷次之，君为轻。——孟子

2. 治大国，若烹小鲜。——老子

3. 工欲善其事，必先利其器。——孔子

4. 泰山不让土壤，故能成其大；河海不择细流，故能就其深。——李斯

5. 雪压枝头低，虽低不着泥。一朝红日出，依旧与天齐。——朱元璋

6. 细节不是"细枝末节"，而是用心，是一种认真的态度和科学的精神。——汪中求

7. 当我置身于病床之侧，面对病人的时候，我会感觉我责任的重大和我们从事的业务的神圣。帮助病人战胜死亡的威胁，帮助病人解除痛苦，使倒下的病人重新站起来。——傅连暲

8. 一个真正的医务工作者是靠灵魂去工作的，当他面对着病人的身体时，他也面对着病人的灵魂。——白求恩

9. 护理工作是平凡的工作，然而护理人员却用真诚的爱去抚平病人心灵的创伤，用火一样的热情去点燃患者战胜疾病的勇气。——南丁格尔

10. 健康是为我们的事业和我们的幸福所必需的，没有健康，就不可能有什么福利，有什么幸福。——洛克

11. 小事成就大事，细节成就完美。——惠普创始人戴维

12. 我强调细节的重要性。如果你想经营出色，就必须使每一项最基本的工作都尽善尽美。——麦当劳创始人克洛克

13. 我们的成功表明，我们的竞争者就是因为他们缺乏对细节的深层关注。——麦当劳总裁弗雷德·特纳

# 第三节　医圣名言

## 黄帝

1. 阴阳者，天地之道也，万物之纲纪，变化之父母，生杀之本始，神明之府也。治病必求于本。故积阳为天，积阴为地。阴静阳躁，阳生阴长，阳杀阴藏。阳化气，阴成形。寒极生热，热极生寒；寒气生浊，热气生清；清气在下，则生飧泄，浊气在上，则生䐜胀。此阴阳反作，病之逆从也。——《黄帝内经·素问·阴阳应象大论》

阴阳是自然界事物运动变化的基本规律和普遍法则，是认识万物之纲领，是事物发生、发展和衰退、消亡的根本。疾病作为万事万物运动变化的现象之一，自然也遵循阴阳对立统一的法则，故医生在认识人体、诊治疾病时，就必须寻求阴阳变化之本。

2. 通则不痛，痛则不通。——《黄帝内经·素问·举痛论》

中医认为，患者的"痛"乃是因为其体内的病理因素导致气血经脉"不通"，只要气血经脉畅通，自然就能解决"痛"的问题。

3. 正气存内，邪不可干。——《黄帝内经·素问·遗篇·刺法论》

《黄帝内经·素问·评热病论》：邪之所凑，其气必虚。中医很重视人体的正气，认为内脏功能正常，正气旺盛，气血充盈，卫外固密，病邪难以侵入，疾病无从发生。只有在人体正气相对虚弱，抗邪无力的情况下，邪气方能乘虚而入，使人体阴阳失调，脏腑经络功能紊乱，进而导致发生疾病。

## 扁鹊

1. 病有六不治：骄恣不论于理，一不治也；轻身重财，二不治也；衣食不能适，三不治也；阴阳并，藏气不定，四不治也；形羸不能服药，五不治也；信巫不信医，六不治也。有此一者，则重难治也。——《史记·扁鹊仓

公列传》

2. 君与知之者谋之，而与不知者败之，使此知秦国之政也，则君一举而亡国矣。——《战国策·秦二·医扁鹊见秦武王》

3. 疾之居腠理也，汤熨之所及也；在血脉，针石之所及也；其在肠胃，酒醪之所及也：其在骨髓，虽司命无奈之何。今在骨髓，臣是以无请也。——《史记·扁鹊仓公列传》

4. 越人非能生死人也，此自当生者，越人能使之起耳。——《史记·扁鹊仓公列传》

## 张仲景

1. 上以疗君亲之疾，下以救贫贱之厄，中以保身长全。——《伤寒论·伤寒卒病论集》

2. 夫天布五行，以运万类，人禀五常，以有五藏，经络府俞，阴阳会通，玄冥幽微，变化难极，自非才高识妙，岂能探其理致哉！——《伤寒论·伤寒卒病论集》

3. 此君子春夏养阳，秋冬养阴，顺天地之刚柔也。——《伤寒论·伤寒例》

4. 凡人有疾，不时即治，隐忍冀差，以成痼疾。——《伤寒论·伤寒例》

## 孙思邈

1. 天地之间，唯人为贵，人之所贵，莫过于生。——《千金要方》

2. 胆欲大而心欲小，智欲圆而行欲方。——《旧唐书·孙思邈传》

3. 自古名贤治病，多用生命以济危急，虽曰贱畜贵人，至于爱命，人畜一也。损彼益己，物情同患，况于人乎！夫杀生求生，去生更远。吾今此方所以不用生命为药者，良由此也。——《千金要方·大医精诚》

4. 人命至重，有贵千金。——《千金要方·序》

5. 一方济之，德逾于此。——《千金要方·序》

6. 大医精诚。——《千金要方·大医精诚》

7. 凡大医治病，必当安神定志，无欲无求。——《千金要方·大医精诚》

8. 夫大医之体，欲得澄神内视，望之俨然，宽裕汪汪，不皎不昧。——《千金要方·大医精诚》

9. 志存救济。——《千金要方·大医精诚》

10. 若有疾厄来求救者，不得问其贵贱贫富，长幼妍媸，怨亲善友，华夷愚智，普同一等，皆如至亲之想。——《千金要方·大医精诚》

11. 全生之德为大。——《千金翼方·序》

12. 先发大慈恻隐之心，誓愿普救含灵之苦。——《千金要方·大医精诚》

13. 圣人之道，以慈济物，博求众药，以戒不虞。——《千金要方·卷十二》

14. 居贫富之中，常须守道，勿以贫富易志改性。——《千金要方·养性》

15. 常以深心至诚，恭敬于物。慎勿诈善，以悦于人。终身为善。——《千金要方·养性》

16. 良医则贵察声色，神工则深究萌芽。——《千金翼方·序》

17. 博极医源，精勤不倦。——《千金要方·大医精诚》

## 李时珍

1. 饮食者，人之命脉。少饮则和气行血；痛饮则伤神耗血。——《本草纲目》

2. 缓则治其本，急则治其标。百病必先治其本，后治其标。——《本草纲目》

3. 痰有六：湿、热、风、寒、食、气也。饮有五：支、留、伏、溢、悬也。皆生于湿。——《本草纲目》

4. 怒则气逆，喜则气散，悲则气消，恐则气下，惊则气乱，劳则气耗，

思则气结，灵则气泄，寒则气收。——《本草纲目》

5. 饮食不节，杀人倾刻。——《本草纲目》

6. 面曲之酒，少饮和血行气，壮神御寒，消然遗兴，痛饮则伤神耗血，损胃亡精，生疾动火。——《本草纲目》

7. 人之一身，贪心动则津生，哀心动则泪生，魄心动则汗生，欲心动则精生。——《本草纲目》

8. 夫众病积聚，皆起于虚也，虚生百病。——《本草纲目》

9. 人身不过表里，气血不过虚实。——《本草纲目》

10. 身如逆流船，心比铁石坚。望父全儿志，至死不怕难。——李时珍对父言诗名志

# 附　录

## 附录一　中国医院领航人物风采选录

### 1. 军医心路通高峰，正道管理共圆梦

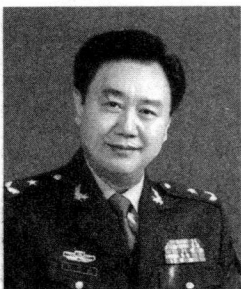

樊代明，1953 年 11 月出生，汉族，重庆市人，中共党员，专业技术少将军衔，1972 年 12 月参加中国人民解放军。1978 年于第三军医大学本科毕业，1981 年、1989 年在第四军医大学分别获硕士和博士学位，1985 年赴日本东京国立癌症中心深造，1991 年赴比利时鲁汶大学深造。樊代明先后任第四军医大学西京医院消化内科医师、主任医师、教授，第四军医大学副校长、校长。樊代明教授是我国著名的消化内科专家，现任中国工程院党组成员、副院长，全军消化病研究所所长，肿瘤生物学国家重点实验室主任，国家临床药理基地主任。

### 2. 创如德领航品牌，办人民放心医院

徐建华，男，出生于 1958 年，汉族，中共党员，主任医师。1982 年于苏州医学院大学本科临床医学专业毕业后，先后在张家港第一人民医院、第三人民医院、中心医院工作，曾担任医院院长助理、院长等职务。2010 年 7 月获得比利时联合商学院工商管理学博士学位。他作为上海如德医学科技有限公司董事长，积极推动如德医疗领航文化建设，引进人才，壮大队伍，整合资源，扩建门诊大楼，改善就医环境，为张家港中心医院实现多元化可持续发展，实现"办人民放心医院"的梦想创造了良好条件。

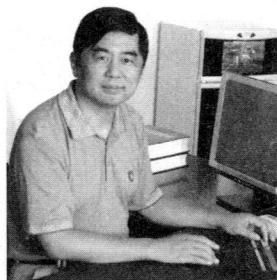

### 3. 雷锋精神遗传中华文化基因，医院管理延续中华文明血脉

徐克成，1940 年 8 月出生，江苏人，中共党员，1963 年于南通医学院医

学系毕业。在南通医学院附属医院（现南通大学附属医院）先后任副主任医师、主任医师、教授和科主任。现任广州复大肿瘤医院院长。

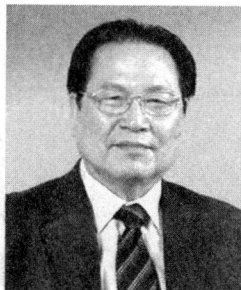

徐克成为广东医学会消化病学会副主任委员，南方医科大学兼职教授，《世界华人消化杂志》《胃肠病学和肝病学杂志》《现代消化病和介入诊疗》和《中国交通医学》副主编，世界冷冻治疗学会主席。

徐克成曾荣获"广东好人""年度感动广东十大人物"等荣誉称号，并获得过"世界冷冻治疗特别贡献奖"。

**4. 精细管理坚守诚信美德，智慧管理立足创新文化**

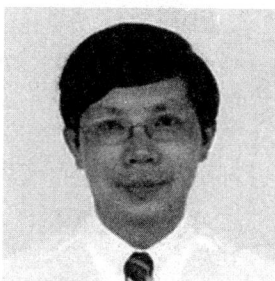

王建安，教授，主任医师，博士生导师，浙江省特级专家，美国心脏病学院委员（FACC），浙江大学医学院附属第二医院院长、心脏中心主任，现任中华医学会心血管病学分会副主任委员、《中华心血管病杂志》副总编辑、《心电与循环杂志》主编、*World Journal of Emergency Medicine* 主编等，浙江省医学会心血管病学分会主任委员，同时担任国家临床重点专科——心血管内科、浙江省心血管病诊治重点实验室、浙江省心血管病学重点学科、浙江省创新团队的学术带头人，是国内著名的心血管病临床专家、医学研究者和教育者。王建安曾获得国家科技进步奖二等奖一项，省科学技术奖一等奖一项、二等奖两项。

**5. 治病救人是医务人员的神圣职责**

杜洪灵，中共党员，主任医师，同济大学附属普陀人民医院副院长、妇产科主任，市医学会妇产科专业委员、市医患纠纷人民调解专家咨询委员会成员。她常说："既然选择了医生这个职业，就要一视同仁地为病人奉献一切。"

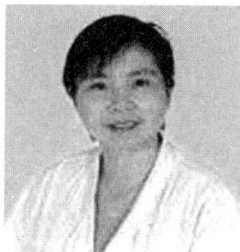

### 6. 艰险环境人有志，灵魂深处爱民情

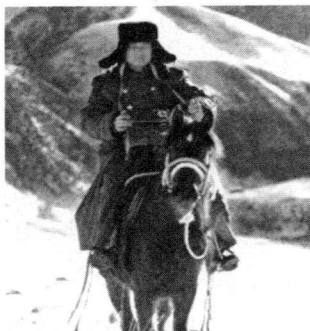

居马泰·俄白克，哈萨克族，新疆特克斯县人，1992 年 7 月毕业于伊宁卫校临床医学专业，毕业后分配到家乡包扎墩牧区卫生院。居马泰 20 多年来奔走在海拔 4000 多米的大山里，巡回医疗 20 万公里，用精湛的医术救死扶伤，做牧民生命健康的"守护神"。2013 年，居马泰获"最美乡村医生"称号。2015 年 12 月，入围"感动中国 2015 年度人物"候选人。

### 7. 仁爱济世心路宽，诚信爱民勤不倦

王争艳，中共党员，武汉市汉口医院内科副主任医师，金桥社区卫生服务中心主任。2009 年当选武汉市首届"我心目中的好医生"。2010 年 1 月王争艳受到国家卫生部表彰，荣获"全国医药卫生系统先进个人"称号。她先后荣获"全国先进工作者""第七届中国医师奖""湖北省五一

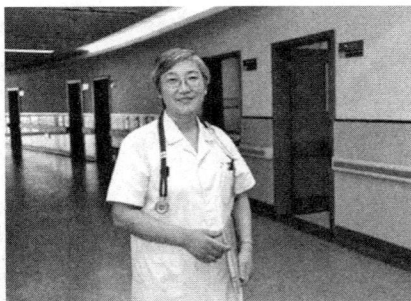

劳动奖章""湖北省三八红旗手""武汉市道德模范""武汉市十佳女医务工作者"称号，被湖北省卫生厅授予"人民好医生"称号，被武汉市卫生局授予"优秀社区医生"。

### 8. 在医道中学习管理，在黑暗中修炼光明

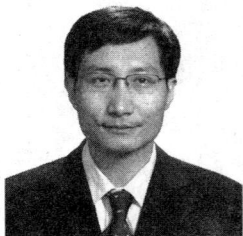

魏文斌，1965 年 4 月出生，中共党员，研究生学历，全国知名的眼底病治疗专家，首都医科大学附属北京同仁医院眼科中心副主任、眼科主任。2006 年被评为北京市优秀共产党员，2009 年荣获中华眼科学会奖，2010 年被评为北京市劳动模范。近年来，魏文斌先后荣

获"北京市优秀青年知识分子""北京市十大杰出青年""全国十大杰出青年岗位能手"称号。魏文斌是中央保健局会诊专家，并作为共产党员的优秀代表被新闻单位联合推出的"时代先锋"主题活动广泛宣传，此外入选国家人事部等八部委首批新世纪"百千万"人才工程，入选北京市高层次人才学科骨干。

### 9. 追求精湛医术，献身医疗事业

陈绍洋，男，1963 年 4 月出生，中共党员，浙江绍兴人，曾担任第四军医大学第一附属医院麻醉科副主任、主任医师、教授、硕士研究生导师，全军重症医学专业委员会副主任委员，中国医师协会危重症医师分会常委，中国病理生理学会危重病医学常委，国家自然科学基金委员会评审委员。曾获"全军院校育才银奖"及"陕西省青年突击手"称号。

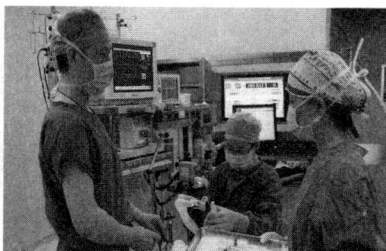

### 10. "八心"护理在发展中前行

于井子，中共党员，同济大学附属普陀人民医院护士长。她从事护理工作20 多年，认真对待每次注射，认真完成每次补液，认真处理每次护理，认真解答每个疑问。以她名字命名的护理小组，将"病人入院热心接、病人住院真心待、病人述说耐心听、病人疑问细心答、病人需求尽心帮、病人护理精心做、病人出院诚心送和困难病人留心访"的"八心"服务人性化、系统性地贯穿于护理工作始终，由她带领的"于井子志愿者工作室"目前已发展志愿者900 余人，开展志愿活动万余次，受益人数逾百万。

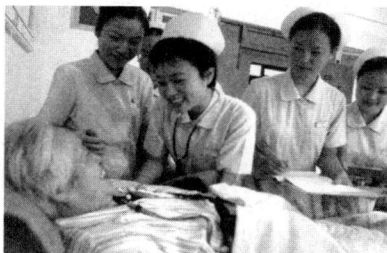

### 11. 全心全意为患者服务，兢兢业业做好白衣天使

陈芳，1989 年参加工作，先后在内科、外科及手术室做护理工作，现任

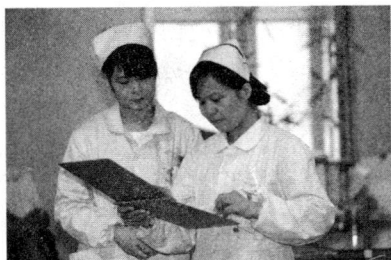

江苏省张家港中心医院外科病区护士长。从临床到手术室、从护士到护士长，这 20 多年的工作历练，一次次让人心痛或感动的情感洗礼和一次次与病人并肩作战的经历，让她深深懂得：作为一名白衣天使，必须要有一丝不苟的工作作风、良好的技术水平、严谨的学习态度、严密的组织纪律和对病人大爱无疆的胸怀。

### 12. 无悔的青春，无悔的选择

方芳，江苏省张家港中心医院一病区护士长，1995 年卫校毕业，从事护理工作 20 年。她始终以饱满的工作热情、扎实的专业技能、高度的工作责任心和忘我的奉献精神，无悔地面对着自己选择的护理事业。20 年的默默耕耘，20 年的青春无悔，20 年的辛勤付出，赢得了病人和同事们的高度称赞。

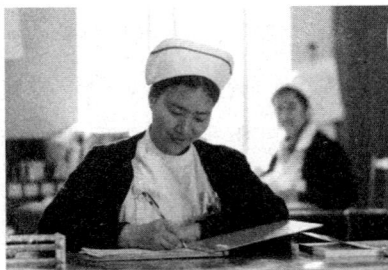

# 附录二　百家医院领航文化院训名录

## 一、北京

1. 北京大学第一医院——"厚、德、尚、道"

电　话：010 – 83572211

地　址：北京市西城区西什库大街 8 号

邮　编：100034

邮　箱：dangyuanban123@ 163. com

2. 解放军总医院——"允忠允诚、至精至爱"

地　址：北京市海淀区复兴路 28 号

邮　编：100853

网　址：http：//www. 301 hospital. com. cn

邮　箱：webmaster@ 301 hospital. com. cn

3. 北京大学人民医院——"本仁恕博爱之怀，导聪明精微之智，敦廉洁
　醇良之行"

电　话：010 – 88325141　010 – 88325219　010 – 88325220

　　　　010 – 88326666（新院总机）　010 – 66583666（老院总机）

地　址：北京市西城区西直门南大街 11 号

4. 北京大学第三医院——"团结、奉献、求实、创新"

电　话：010 – 62017691 转 3276（门诊）或转 2650（办公室）

地　址：北京市海淀区花园北路 49 号

5. 北京大学肿瘤医院——"以人为本，建设和谐医院"

电　话：010 – 88121122

地　址：北京市海淀区阜成路 52 号

6. 北京协和医院——"严谨、求精、勤奋、奉献"

电　话：010 – 69156114

地　址：（东院）北京市东城区帅府园 1 号，100730；

　　　　（西院）北京市西城区大木仓胡同 41 号，100032

网　址：http：//www. pumch. cn

7. 首都医科大学附属北京安贞医院——"公、勤、严、廉"

电　话：010 – 64412431

地　址：北京市朝阳区安贞路 2 号

8. 首都医科大学附属北京地坛医院——"人本、严谨、高效、精细"

电　话：010 – 84322000

地　址：北京市朝阳区京顺东街 8 号

邮　编：100015

邮　箱：chddt@ yiyee. com

9. 首都医科大学附属北京佑安医院——"求实、奉献、精湛、创新"

电　话：010 – 83997000

地　址：北京市丰台区右安门外西头条 8 号

10. 首都医科大学附属北京友谊医院——"仁、爱、博、精"

电　话：010 – 63014411（总）　010 – 63016616

地　址：北京市西城区永安路 95 号

邮　编：100050

11. 首都医科大学宣武医院——"诚、勤、严、精"

电　话：010 – 83198899（总机）

地　址：北京市西城区长椿街 45 号

12. 首都儿科研究所——"慈爱、严谨、求实、创新"

电　话：010 – 85695555

地　址：北京市朝阳区雅宝路 2 号

邮　编：100020

13. 北京回龙观医院——"爱、献、勤"

电　话：010 - 62715511

地　址：北京市昌平区京藏高速东侧辅路西三旗桥北 800 米向东 300 米

14. 北京积水潭医院——"精诚、精艺、精心"

电　话：010 - 58516688 （总机）

地　址：西城区新街口东街 31 号

邮　编：100035

网　址：www. jst-hosp. com. cn

邮　箱：jishuitan2009@ 163. com

15. 北京儿童医院——"公、慈、勤、和"

电　话：010 - 68028401

地　址：北京市西城区南礼士路 56 号（西二环复兴门桥向北 200 米路西侧）

邮　编：100049

16. 北京同仁医院——"精、诚、勤、和"

电　话：010 - 58266699

地　址：北京市东城区东交民巷 1 号（西区）北京市东城区崇文门内大
街 8 号

17. 北京朝阳医院——"博、爱、诚、信"

电　话：010 - 85231000

地　址：北京市朝阳区工人体育场南路 8 号，北京中心商务区（CBD）
西北

邮　编：100020

18. 中国医科院肿瘤医院——"团结、奉献、敬业、创新"

电　话：010 - 67781331

地　址：北京市朝阳区潘家园南里 17 号

邮　编：100021

19. 首都医科大学附属北京口腔医院——"严、精、勤、谨"

电　话：010－57099114　010－57099284

地　址：北京市东城区天坛西里 4 号

邮　编：100050

邮　箱：yiwuchu@ dentist. org. cn

## 二、上海

20. 上海交通大学医学院附属仁济医院——"团结、勤奋、优质、创新"

电　话：021－58752345

地　址：上海市山东中路 145 号（西）；上海市东方路 1630 号（东）

邮　编：200127

网　址：http：//www. renji. com/index. aspx

21. 上海瑞金医院——"广博慈爱，追求卓越"

电　话：021－64370045

地　址：上海市瑞金二路 197 号（永嘉路口）

邮　编：200025

22. 复旦大学附属华山医院——"团结、严谨、求实、创新"

电　话：021－52889999

传　真：021－62489191

地　址：上海市乌鲁木齐中路 12 号

邮　编：200040

23. 复旦大学附属中山医院——"严谨、求实、团结、奉献"

电　话：021－64041990

地　址：上海市枫林路 180 号

邮　编：200032

网　址：www. zs-hospital. sh. cn

24. 上海交通大学医学院附属新华医院——"团结、勤奋、求实、进取"

电　话：021 – 25078999

地　址：上海市杨浦区控江路 1665 号

邮　编：200092

网　址：www. xinhuamed. com. cn

25. 第二军医大学长征医院——"立德惟长、技卓以征"

电　话：021 – 81886999　63586818　63586828

传　真：63520020

地　址：上海市黄浦区凤阳路 415 号

邮　箱：shczyy_ info@ 163. com

26. 第二军医大学附属长海医院——"锲而不舍、一往无前、直取巅峰"

电　话：021 – 31166666

地　址：上海市杨浦区长海路 168 号

邮　编：200433

27. 上海市公共卫生临床中心——"团结、奉献、诚信、卓越"

电　话：021 – 37990333

传　真：021 – 57248782

地　址：上海市金山区漕廊路 2901 号

邮　编：201508

28. 复旦大学附属儿科医院——"团结、奋进、严谨、创新"

电　话：021 – 64931990

地　址：上海市闵行区万源路 399 号

29. 复旦大学附属妇产科医院——"博爱、崇德、传承、创新"

电　话：021 – 33189900

地　址：上海黄浦区方斜路 419 号

30. 复旦大学附属眼耳鼻喉医院——"精诚、团结、求实、创新"

电　话：021 – 64377134

地　　址：上海市徐汇区汾阳路 83 号

31. 复旦大学附属肿瘤医院——"关爱、团结、求实、开拓"

电　　话：021 – 64175590（总机）

地　　址：上海市徐汇区东安路 270 号

32. 上海儿童医学中心——"创新、奋斗、包容、感恩"

电　　话：021 – 38626161

地　　址：上海市浦东新区东方路 1678 号

邮　　编：200127

邮　　箱：scmcmud@ online. sh. cn

33. 上海市第六人民医院——"精益求精，改革奋进"

电　　话：021 – 64369181

地　　址：上海市徐汇区宜山路 600 号

邮　　编：200233

34. 上海交大医学院附属第九人民医院——"精修医术、诚炼医德、广纳
　　贤才、齐铸九院"

电　　话：021 – 63136856

地　　址：上海市黄浦区制造局路 639 号

邮　　编：200011

35. 上海市胸科医院——"创新、求实、医精、人和"

电话：021 – 22200000

地址：上海市徐汇区淮海西路 241 号

邮编：200030

## 三、广东

36. 中山大学肿瘤防治中心——"诚实、友爱、敬业、创新"

电　　话：020 – 87343088

传　　真：020 – 87343392

地　　址：广州市越秀区东风东路 651 号

邮　　编：510060

37. 南方医科大学南方医院——"以人为本、生命至上"

电　　话：020 - 61641114　020 - 61641888

地　　址：广州市白云区广州大道北 1838 号

邮　　编：510515

邮　　箱：nanfanghospital@ qq. com

38. 中山大学附属第一医院——"崇德、敬业、求精、图强"

电　　话：020 - 28823388　020 - 87755766　020 - 87332200

地　　址：广州市越秀区中山二路 58 号

邮　　编：510080

邮　　箱：zsyyyz@ mail. sysu. edu. cn

39. 广州医学院第一附属医院——"仁爱为本，精诚为强"

电　　话：020 - 83062114

地　　址：广州市越秀区沿江路 151 号

邮　　编：510120

40. 广东省人民医院——"大医厚德，精博至善"

电　　话：020 - 83827812

地　　址：广州市越秀区中山二路 106 号

41. 中山大学附属第三医院——"医德至上，博积精勤"

电　　话：020 - 85253333

地　　址：广州市天河区天河路 600 号

42. 中山大学孙逸仙纪念医院——"博爱、崇德、求精、奋进"

电　　话：020 - 81332199

地　　址：广州市越秀区沿江西路 107 号

邮　　编：510120

43. 广州市脑科医院——"精、诚、惠、爱"

电　话：020 – 81891425

地　址：广州市荔湾区芳村明心路 36 号

邮　编：510370

44. 广州市妇女儿童医疗中心——"践行任心善术，惠泽妇女儿童"

电　话：020 – 81886332

地　址：广州市天河区金穗路 9 号

邮　编：510623

45. 中山大学光华口腔医学院附属口腔医院——"至精至诚，臻善臻美"

电　话：020 – 83863002

地　址：广州市越秀区陵园西路 56 号

邮　箱：zdkq@ mail. sysu. edu. cn

46. 深圳市康宁医院——"精业守诚，厚德致和"

电　话：0755 – 25533524

地　址：深圳市罗湖区翠竹路 1080 号

47. 深圳市松岗人民医院——"精医、敬业、诚信、博爱"

电　话：0755 – 27718530

地　址：深圳市宝安区松岗街道沙江路 2 号

邮　箱：sghospital@ sina. cn


## 四、四川、重庆

48. 第三军医大学西南医院——"做行业典范、建一流名院"

电　话：023 – 65318301　68754000

传　真：023 – 65317511　68754007

地　址：重庆市沙坪坝区高滩岩正街 30 号

邮　编：400038

网　址：http：//www. xnyy. cn/

49. 四川大学华西医院——"以人为本、崇尚学术、追求卓越"

电　话：028 – 85422114

地　址：成都市武侯区国学巷 37 号

50. 重庆市第三人民医院——"至诚、至爱、至真、至精"

电　话：023 – 63513364（总机）　　023 – 63515024

地　址：重庆市渝中区枇巴山正街 104 号

51. 重庆医科大学附属儿童医院——"严谨、求实、创新、奉献"

电　话：023 – 63622984　023 – 63620593

地　址：重庆市渝中区中山二路 136 号

邮　编：400014

## 五、西安

52. 西安交大第一附属医院——"厚德、博爱、精医、卓越"

电　话：029 – 85323338　85323112

地　址：西安市雁塔区雁塔西路 277 号

邮　编：710061

53. 第四军医大学第一附属医院——"忠于使命、精于术业、甘于奉献、敢于超越"

电　话：029 – 84775055

传　真：029 – 84775054

地　址：西安市新城区长乐西路 127 号西京医院人力资源部

邮　编：710032

54. 第四军医大学口腔医院——"厚德精业，心于至善"

电　话：029 – 84776024

地　址：西安市新城区长乐西路 145 号

55. 第四军医大学唐都医院——"尚德、精术、和谐、超越"

电　话：029 – 84777777

地　　址：西安市灞桥区新寺路 1 号

## 六、江浙地区

**56. 南京军区南京总医院——"厚德、精业、创新、至善"**

电　　话：025 – 80860114

地　　址：南京市玄武区中山东路 305 号

邮　　编：210002

**57. 南京医科大学附属脑科医院——"德术并重，医患同心"**

电　　话：025 – 82296000

地　　址：南京市鼓楼区广州路 264 号

邮　　编：210029

**58. 南京鼓楼医院——"精湛高雅，鼓医博爱"**

电　　话：025 – 83304616

地　　址：南京市鼓楼区中山路 321 号

邮　　编：210008

**59. 苏州大学附属第一医院——"博习创新，厚德厚生"**

电　　话：0512 – 65223637

地　　址：苏州市沧浪区十梓街 188 号

邮　　编：215006

**60. 浙江大学医学院附属第一医院——"严谨求实"**

电　　话：0571 – 87236666　87236114

地　　址：杭州市上城区庆春路 79 号

邮　　编：310003

**61. 浙江大学医学院附属第二医院——"患者与服务对象至上"**

电　　话：0571 – 87783777

地　　址：杭州市上城区解放路 88 号

邮　　编：310009

62. 浙江省肿瘤医院——"仁爱、和谐、博精、创新"

电　话：0571 – 88122222

地　址：杭州市拱墅区半山桥广济路 38 号

邮　编：310022

邮　箱：szlyy1963@ 126. com

63. 杭州市第一人民医院——"严谨、博学、敬业、仁爱"

电　话：0571 – 56008888

传　真：0571 – 87914773

地　址：杭州市上城区浣纱路 261 号

邮　编：310006

邮　箱：hzsyyy1@ 163. com

64. 浙江大学医学院附属妇产科医院——"以病人为中心，以质量为核心"

电　话：0571 – 87061501

地　址：杭州市上城区学士路 1 号

邮　编：310006

邮　箱：zjpwhh@ zju. edu. cn

65. 无锡市第二人民医院——"追求卓越、永续创新"

地　址：无锡市崇安区中山路 68 号

邮　编：214002

网　址：http：//www. wx2h. com

邮　箱：web@ wx2h. com

66. 浙江青田中医医院——"精诚·奉献"

电　话：0578 – 6818105

地　址：丽水市青田县鹤城镇塔山路 151 号

67. 绍兴市第六人民医院——"勤劳朴实，有序发展"

电　话：0575 – 88064949

传　真：0575 – 88312299

地　　址：绍兴市越城区延安路 468 号（图书馆对面）

邮　　编：312000

邮　　箱：zjsx6y@ 163. com

68. 温州市第三人民医院——"崇德崇新、至精至诚"

电　　话：0577 – 88059889

地　　址：温州市鹿城区仓后街 57 号

69. 江苏淮安市第一人民医院——"博爱、厚德、精诚、创新"

电　　话：0571 – 83962761

地　　址：淮安市清浦区北京南路 25 号

70. 淳安县第二人民医院——"播撒阳光，收获安康"

电　　话：0571 – 65051227

地　　址：杭州市淳安县近郊汾口镇湖塘路 16 号

## 七、东北地区

71. 中国医科大学附属第一医院——"关爱、诚信、求真、探索"

电　　话：024 – 83282888　024 – 23256666

地　　址：沈阳市和平区南京北街 155 号

72. 中国医科大学盛京医院——"团结敬业，严谨求实，仁爱守信，技精
　　图强"

电　　话：024 – 96615

地　　址：沈阳市和平区三好街 36 号　邮编：110004（南湖院区）
　　　　　　沈阳市铁西区滑翔路 39 号　邮编：110022（滑翔院区）

73. 吉林大学第一医院——"大医精诚，尚美至善"

电　　话：0431 – 88782222（前台）　0431 – 85612345（院服务台）

地　　址：长春市朝阳区新民大街 71 号

74. 大连市中心医院——"团结、热忱、精湛、严谨"

电　　话：0411 – 84412001

地　　址：大连市沙河口区学工街 42 号

邮　　编：116033

75. 沈阳军区总医院——"和谐创新，精医爱院"

电　　话：024 – 23892351　024 – 28851853

地　　址：沈阳市沈河区文化路 83 号沈阳军区总医院内

76. 哈尔滨医科大学附属肿瘤医院——"敬业、仁爱、求实、攀登"

电　　话：0451 – 86298800

地　　址：哈尔滨市南岗区哈平路 150 号

77. 黑龙江省中医医院——"医乃仁术，大医精诚"

电　　话：0451 – 55653086

传　　真：0451 – 55654578

地　　址：哈尔滨市香坊区三辅街 142 号

78. 黑龙江七台河市人民医院——"德尚诚爱、术贵精勤"

电　　话：0464 – 8263216

地　　址：七台河市桃山区山湖路 49 号

## 八、其他地区

79. 天津医科大学总医院——"传承、求实、和谐、创新"

电　　话：022 – 60362255

地　　址：天津市和平区鞍山道 154 号

邮　　编：300052

80. 天津医科大学第二医院——"仁心、仁术、济世、济人"

电　　话：022 – 28331788

地　　址：天津市河西区平江道 23 号

81. 天津市胸科医院——"知识、勤奋、创新、服务"

电　　话：022 – 88185111（门卫）　022 – 88185171（医政）

　　　　　　022 – 88185338（院办）

地　　址：天津市津南区台儿庄南路 261 号

邮　　箱：xiongkeyuanban@ 126. com

82. 天津医科大学附属肿瘤医院——"德高医粹，尚新至善"

电　　话：022 – 23340123　8008180388

地　　址：天津市河西区体院北环湖西路

83. 中南大学湘雅医院——"严谨、团结、求实、进取"

电　　话：0731 – 84328888

传　　真：0731 – 84327332

地　　址：长沙市开福区湘雅路 87 号（长沙市开福区芙蓉中路北段）

邮　　编：410008

84. 湖南中医药大学第一附属医院——"继承、创新，术精、德仁"

电　　话：0731 – 85600120　85600700

传　　真：0731 – 85600709

地　　址：长沙市雨花区韶山中路 95 号

邮　　箱：syfzb9068@ sina. cn

85. 华中科技大学同济医学院附属同济医院——"格物穷理，同舟共济"

电　　话：027 – 83662688　83646605（传真）

地　　址：武汉市硚口区解放大道 1095 号

86. 山东大学齐鲁医院——"医道从德，术业求精"

电　　话：0531 – 82169114

地　　址：济南市历下区文化西路 107 号

邮　　编：250012

邮　　箱：qiluhospital@ sina. com

87. 山东省肿瘤医院——"厚德行广　精医为民"

电　　话：0531 – 87984777

传　　真：0531 – 87984079

地　　址：济南市槐荫区济兖路 440 号

邮　编：250117

88. 山东省立医院——"精、诚、仁、和"

电　话：0531 – 87938911

地　址：济南市槐荫区经五纬七路 324 号

邮　编：250021

89. 山东省眼科研究所——"热爱专业、艰苦奋斗、自主创新"

电　话：0532 – 85876380

传　真：0532 – 85891110

地　址：青岛市市南区燕儿岛路 5 号

邮　箱：sdeyeioffice@ 126. com

90. 石家庄市第一医院——"仁爱、博学、精诚、奉献"

电　话：0311 – 86919000

地　址：石家庄市长安区范西路 36 号

邮　编：050011

91. 山西省人民医院——"厚德、博学、笃行、至善"

电　话：0351 – 4960130

地　址：太原市迎泽区双塔寺街 29 号

邮　编：030012

邮　箱：sxsyjj@ 126. com

92. 安徽省立医院——"忠诚敬业、博学精术、追求卓越、永续创新"

电　话：0551 – 62283114

地　址：合肥市庐阳区庐江路 17 号

邮　编：230001

邮　箱：ashlyyxcb@ 163. com

93. 福建省第二人民医院——"敦医励业、精诚至善"

电　话：0591 – 87855333

地　址：福州市鼓楼区湖东支路 13 号

邮　编：350003

94. 南宁市第二人民医院——"精以业医，仁以爱患"

电　话：13347605309（总值班）

　　　　0771 – 2246258（院办）　　2246479（宣传科）

地　址：南宁市江南区淡村路 13 号

邮　编：530031

95. 江西省上饶市人民医院——"团结奉献、科学严谨、崇德精医、开拓
发展"

电　话：0793 – 8100429

传　真：0793 – 8100429

地　址：上饶市信州区书院路 86 号

96. 江西省赣州市人民医院——"德艺双馨，同舟共济"

电　话：0797 – 8122311

地　址：赣州市章贡区红旗大道 17 号

97. 山东日照市人民医院——"厚德、博学、精诚、仁爱"

电　话：0633 – 8251034

地　址：日照市东港区望海路 66 号（舒斯贝尔街东首）

98. 甘肃陇南市第一人民医院——"大医精诚、仁者爱人"

电　话：0939 – 8211596

地　址：陇南市武都区城关镇北山东路 327 号

99. 河南商丘市第二人民医院——"厚德精医、博爱惠民"

电　话：0370 – 2624621　　0370 – 2917580

地　址：商丘市梁园区民主东路 2 号

# 附录三　中国梦领航工程之歌

## 中国梦领航工程之歌

领唱·合唱

1=F 4/4

惠春、蓝夏　词
珊　　卡　曲

朋友，你听过中国航天飞船遨游太空的故事吗？你了解中国创造航空母舰的历史吗？你了解中华民族告别一穷二白、迎来万紫千红、走向复兴之路的艰难历程吗？……传承千年的诚信管理、创新管理、智慧管理、精细管理、系统管理的领航工程文化，延续着华夏文明的生命脉络与期望，领航工程承载着中华民族伟大复兴的梦想！

自由地　壮丽、美好地

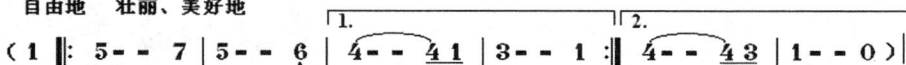

每分钟82拍

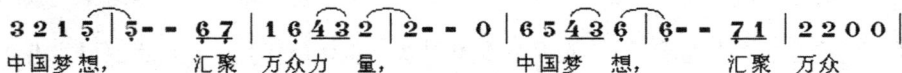

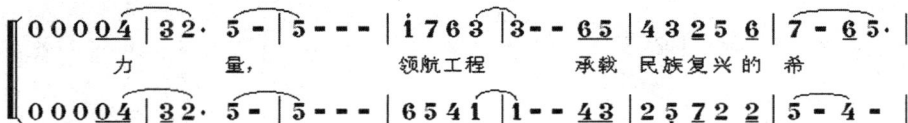

每分钟106拍

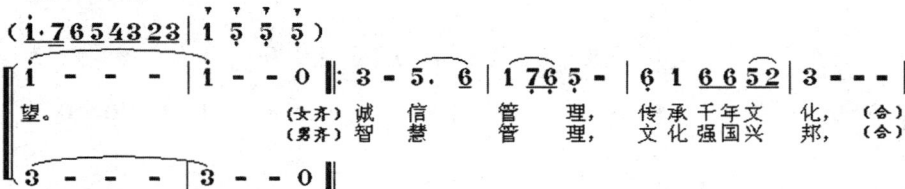

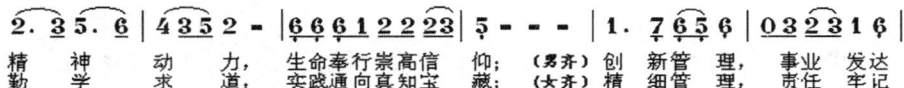

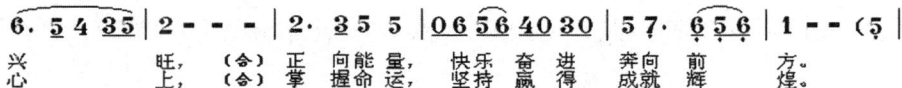

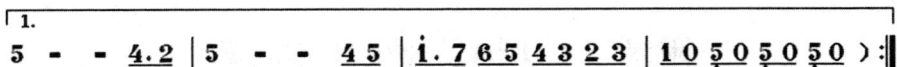

**自由 向往地**

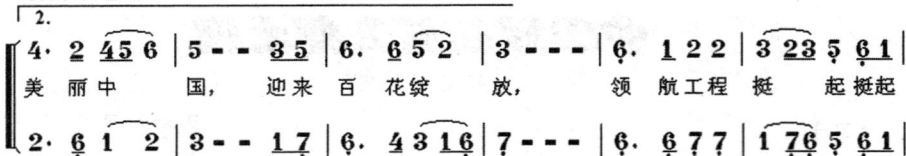

美丽中　国，迎来百花绽　放，　领航工程挺　起挺起

华夏脊　梁，　　系统管理书写平衡和谐的篇章，

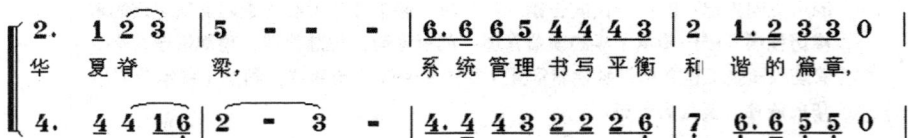

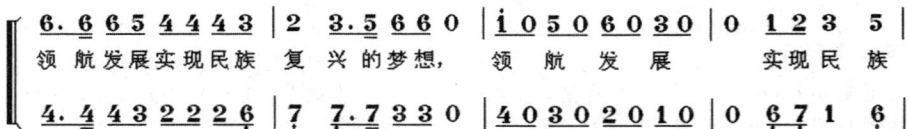

**舒展地**

领航发展实现民族　复兴的梦想，领航发展　实现民族

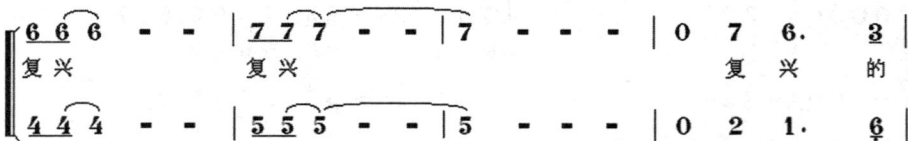

复兴　　复兴　　　复兴的

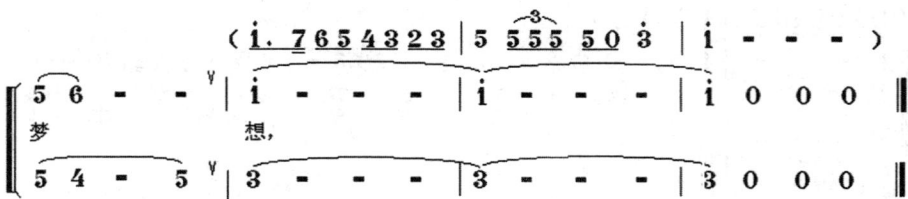

梦　想，

本曲发表在由中国音乐家协会主办的《歌曲》杂志2013年第7期，并由歌唱家张萍萍演唱，光盘由中国音像出版社出版，在全国发行。《中国管理通讯》（2013年第5期）以"唱领航之歌，走管理创新之路"为题，进行了报道。

# 主要参考文献

## 第一章　中国医院领航文化导论

1. 傅菊辉,杨晓虎．中国特色社会主义文化建设思想述要[J]．理论学刊,
   2012(1)．

2. 张创新．现代管理学概论[M]．北京:清华大学出版社,2005.8．

3. 何祥林．论高校管理中的文化理念[J]．教育研究,2009(1)．

4. 郑学宝．加强管理文化建设,促进高校可持续发展[J]．中国高教研究,
   2006(1)．

5. 陈祥槐．管理文化研究:观点与方法[J]．中国软科学,2002(7)．

6. 苏东水,赵晓康．论东方管理文化复兴的现代意义[J]．复旦学报(社会
   科学版),2001(6)．

7. 常留贤．大学文化管理灵魂及其实证研究[J]．青年与社会·中外教育
   研究,2009(4)．

8. 陈兴德．守望与超越:中国大学文化建设反思[J]．现代大学教育,2010(2)．

9. 惠春．基元管理论[J]．中国素质教育研究．2012(9)．

10. 惠春．勤学求道,厚德载物[J]．中国素质教育研究,2010．

11. 姚淦铭．论语智慧[M]．济南:山东人民出版社,2012．

12. 毛泽东．毛泽东选集第2卷[M]．北京:人民出版社．1991．

13. 何建龙,苏振锋．管理学概论[M]．北京:中共中央党校出版社,2006．

14. 刘凯之．孙子兵法的智慧法则[M]．北京:现代出版社,2004．

15. 姚凤云．创造学与创新管理[M]．北京:清华大学出版社,2010．

16. 陈劲,郑刚. 创新管理:赢得持续竞争优势[M]. 北京:北京大学出版社,2009.

17. 于英太. 精细管理全员创新[M]. 北京:石油工业出版社,2003.

18. 惠春. 勤学求道,厚德载物[J]. 中国素质教育研究,2008(91).

19. [美]麦克·哈特. 影响人类历史进程的100名人排行榜[M]. 赵梅译. 海口:海南出版社,2008.

20. 赵存生,陈占安. 北京大学纪念毛泽东诞辰110周年论集[M]. 北京:北京大学出版社,2004.

21. 孙武. 孙子兵法[M]. 北京:中国经济出版社,2002.

22. 老子. 道德经[M]. 北京:中国经济出版社,2002.

23. 宝贡敏. 精细化管理,精细化竞争[J]. 科研管理,2005(6).

24. 杨力. 周易与中医学[M]. 北京:北京科学技术出版社,1989.

25. 孙武. 孙子兵法[M]. 北京:中国经济出版社,2002.

26. 鲁从明.《资本论》的思想精华和伟大生命力[M]. 北京:中共中央党校出版社,1998.

27. 毛泽东. 毛泽东选集·矛盾论[M]. 北京:人民出版社,1968.

28. 毛泽东. 毛泽东选集·实践论[M]. 北京:人民出版社,1968.

29. 中国基督教协会. 圣经[M]. 南京:南京爱德印刷有限公司,2000.

30. 吴承恩. 西游记[M]. 成都:四川文艺出版社,2008.

31. 樊代明. 三千年生命科学的进与退[J]. 医学争鸣,2010(7).

## 第二章　中国传统文化与现代医院管理

1. 杨力. 周易与中医学[M]. 北京:北京科学技术出版社,1989(8).

2. 姚淦铭. 老子智慧[M]. 济南:山东人民出版社,2012.

3. 姚淦铭. 论语智慧[M]. 济南:山东人民出版社,2011.

4. 李凯城. 向毛泽东学管理[M]. 北京:当代中国出版社,2010.

### 第四章　中国医院领航文化引领白衣天使心路

1. 全国卫生计生系统先进典型事迹巡回报告会[N]. 新华日报,2014 –
   07 – 19.

2. 徐克成先进事迹报告会南通巡讲　播撒一路感动[EB/OL]. http://
   jsnews2 . jschina. com. cn/system/2014/07/18/021428623. shtml,2014　–
   07 – 19.

3. 广东需要更多徐克成式先进人物[N]. 南方日报,2014 – 07 – 03.

# 后 记

　　五千年来，中华民族像巨大的航船，风风雨雨，扬帆远航，成为引领世界文明的象征；近代以来，中华民族经历战争洗礼，送走一穷二白，迎来万紫千红，依然屹立于世界东方；新中国成立以来，中华航船乘风破浪，在中国道路上航行，越来越接近中华民族伟大复兴的彼岸。过去，我们的祖先创造、传承、发展了中华民族自己的血脉文化，凝练了中国精神，开辟了中国道路，领航未来发展。当今，中国医护工作者作为新时期的中华儿女，作为白衣天使，更加需要在弘扬中华民族传统血脉文化的同时，进行文化传承与创新，建设新时期的中国医院领航文化，沿着中国道路，完成历史使命，迎接新的机遇和挑战。

　　"白日依山尽，黄河入海流。欲穷千里目，更上一层楼。"今天，由我们编著出版的《中国医院领航文化脉动》简明读本，有利于读者了解和掌握中华民族文化源头、脉络走向，形成文化自信、行动自信，有效提高医院管理水平、服务质量；有利于探索新常态下医院文化建设的新路，凝聚力量，形成领航发展、务实发展、可持续发展的健康机制。本书在编著过程中，获得了陈亚珠院士、姚淦铭、李凯城、李迎菊、张文龙、朱兴华、钱明理、杨日高、任麒等一批专家学者的指导帮助；国家卫计委、中国医院协会、张家港市卫计委、中国管理科学学会、中国医院管理协会、上海市中华医学会临床医学工程分会、上海交通大学的领导也给予了关心和指导；本书第二章由田复波、惠子参与编写完成，第四章由谢海源、高超参与编写完成；书中的相关基本素材有的由医院宣传部门提供，有的来自记者报道，有的来自网站等，这些资料均对提炼、编著、宣传医院领航文化和五大基元管理方法起到了积极作用。对此一并表示诚挚的谢意！

　　本书可以作为读者学习中华民族血脉文化即领航文化的参考书，也可作为大众学习、传承中华民族传统文化与管理思想方法的知识性读物，希望起到抛砖引玉的作用，达到人人参与、共同学习、共同传承、共献共享的效果。本书作为中国医院领航文化建设的探索开篇，有很多值得商榷的地方，错误也在所难免，敬请广大读者批评指正！

**作 者**

2016 年 9 月于上海

**图书在版编目（CIP）数据**

中国医院领航文化脉动/徐建华，惠春编著. —— 济南：山东人民出版社，2017.6

ISBN 978-7-209-10404-3

Ⅰ．①中… Ⅱ．①徐… ②惠… Ⅲ．①医院文化－研究－中国 Ⅳ．①R197.3

中国版本图书馆CIP数据核字(2017)第041172号

**中国医院领航文化脉动**

徐建华　惠　春　编著

| | | |
|---|---|---|
| 主管部门 | 山东出版传媒股份有限公司 | |
| 出版发行 | 山东人民出版社 | |
| 社　　址 | 济南市胜利大街39号 | |
| 邮　　编 | 250001 | |
| 电　　话 | 总编室（0531）82098914 | |
| | 市场部（0531）82098027 | |
| 网　　址 | http://www.sd-book.com.cn | |
| 印　　装 | 山东省东营市新华印刷厂 | |
| 经　　销 | 新华书店 | |

| | | |
|---|---|---|
| 规　　格 | 16开（169mm×239mm） | |
| 印　　张 | 13.75 | |
| 字　　数 | 200千字 | |
| 版　　次 | 2017年6月第1版 | |
| 印　　次 | 2017年6月第1次 | |
| 印　　数 | 1－3000 | |

ISBN 978-7-209-10404-3

定　　价　42.00元

如有印装质量问题，请与出版社总编室联系调换。